Olusola Ogungbenro

Prevalência e diagnóstico de afecções oculares em cães no sudoeste da Nigéria

Olusola Ogungbenro

Prevalência e diagnóstico de afecções oculares em cães no sudoeste da Nigéria

ScienciaScripts

Imprint
Any brand names and product names mentioned in this book are subject to trademark, brand or patent protection and are trademarks or registered trademarks of their respective holders. The use of brand names, product names, common names, trade names, product descriptions etc. even without a particular marking in this work is in no way to be construed to mean that such names may be regarded as unrestricted in respect of trademark and brand protection legislation and could thus be used by anyone.

Cover image: www.ingimage.com

This book is a translation from the original published under ISBN 978-3-659-84707-3.

Publisher:
Sciencia Scripts
is a trademark of
Dodo Books Indian Ocean Ltd. and OmniScriptum S.R.L publishing group

120 High Road, East Finchley, London, N2 9ED, United Kingdom
Str. Armeneasca 28/1, office 1, Chisinau MD-2012, Republic of Moldova, Europe
Printed at: see last page
ISBN: 978-620-8-28590-6

ÍNDICE DE CONTEÚDOS

DEDICAÇÃO

Isto é para Vós, o Todo-Poderoso e o Doador da vida, porque sem Vós não há eu.

OBRIGADO.

RESUMO

O olho é um órgão altamente complexo em termos de estrutura e função, que pode ser afetado por um ligeiro insulto à sua homeostasia, por lesões diretas ou por outras doenças locais ou sistémicas. As afecções dos olhos constituem uma parte importante da prática dos pequenos animais e dos animais de companhia e a medição da pressão intraocular (PIO) é crucial para o diagnóstico e o tratamento de doentes com glaucoma e de doentes submetidos a cirurgia oftálmica.

Foi realizado um estudo retrospetivo das afecções oculares em cães em hospitais veterinários selecionados no sudoeste da Nigéria, analisando os processos de cães apresentados entre 2003 e 2013 para determinar a incidência, o padrão de distribuição, os métodos de diagnóstico e as modalidades de tratamento, utilizando uma ferramenta estatística descritiva. Noutro estudo, que mediu a PIO média ± DP em 459 cães clinicamente saudáveis e não saudáveis apresentados nos hospitais veterinários no sudoeste da Nigéria, foi determinada em função do seu estado de saúde, idade, raça e sexo, utilizando o tonómetro Tonovet® com um valor de P <0,05 considerado significativo utilizando o teste t de Student.

Um total de 231 dos 3488 processos auditados apresentava afecções oculares, com uma incidência de 6,62. A raça alsaciana foi a mais afetada de todas as raças. Verificou-se que a maioria das afecções oculares ocorria em cães com menos de 5 anos de idade, sendo a pálpebra/conjuntiva a localização anatómica mais afetada. A conjuntivite foi a condição clínica mais frequentemente diagnosticada. Em termos de sexo, as fêmeas foram mais afectadas do que os machos. O diagnóstico das afecções oculares baseou-se apenas no exame físico na maioria dos casos registados, sendo o traumatismo a causa mais frequente de afeção ocular. A maioria das afecções oculares foi tratada medicamente, sendo a gentamicina e o cloranfenicol os medicamentos mais prescritos, enquanto a cirurgia mais realizada foi a reparação da pálpebra. Os resultados da medição da PIO indicam que 35,95% dos cães examinados foram considerados clinicamente saudáveis e 64,05% clinicamente não saudáveis, com PIO de 18,27±5,45 e 16,44±8,18 mmHg, respetivamente. A PIO média dos 459 cães examinados foi de 17,02±7,26 mmHg e não diferiu significativamente dos animais clinicamente saudáveis (p = 0,291) ou não saudáveis (p = 0,29). Da mesma forma, não houve diferença significativa no valor de p dos cães clinicamente saudáveis quando comparados com os cães clinicamente não saudáveis (p = 0,508). Das 15 raças representadas, não foi detectada qualquer diferença significativa na PIO média entre raças (p = 0,277) e sexo (p = 0,42). A PIO média aumentou significativamente (p = 0,043) em cães entre <1 ano e 1-2 anos de idade, enquanto não foi observada qualquer alteração significativa à medida que a idade aumenta de 2 anos para 5 anos ou mais. A média da PIO difere significativamente em cães com afecções oculares (p = 0,038) e infecções por vírus parvo (p = 0,016).

A incidência de afecções oculares obtida pode não ser uma imagem fiel do que se passa na área de estudo, devido à fraca documentação e à falta de instalações. Recomenda-se a documentação adequada dos casos e a inclusão da tonometria no protocolo de exames gerais e oftalmológicos de rotina em animais de companhia.

Palavras-chave: Afecções, Diagnóstico, Cães, Incidência, Gestão, Nigéria, Ocular, Tonometria.

Capítulo 1

1.0 INTRODUÇÃO

As afecções dos olhos constituem uma parte importante da prática dos pequenos animais e dos animais de companhia. O olho é um órgão altamente complexo em termos de estrutura e função, que pode ser afetado por um insulto ligeiro à sua homeostasia, por lesão direta ou por outras doenças locais ou sistémicas (Sale *et al,* 2013). Os estudos sobre os olhos e as suas estruturas são considerados importantes devido à maior perícia e precisão que a intervenção ocular exige e também à necessidade de prevenir a perda de visão (Slatter, 1990). As doenças oculares caninas podem ser hereditárias, infecciosas, traumáticas ou neoplásicas e podem ser específicas da raça, sendo a maioria das doenças oculares dolorosas e necessitando de intervenção imediata para evitar a cegueira parcial ou total (Gadke, 2007). Há um grande interesse em doenças oculares hereditárias e na sua prevenção por parte de clínicos e criadores, porque as doenças oculares hereditárias são muito mais comuns em cães do que noutras espécies domésticas (Slatter 1993).

Devido à falta de sensibilização dos criadores e dos clínicos, os problemas oculares nos animais domésticos estão a agravar-se de dia para dia e não é fácil diagnosticá-los precocemente a olho nu (Tamilmahan *et al,* 2013). Para diagnosticar as doenças oculares, são necessários equipamentos e instalações adequados. O comprometimento da visão causado por algumas doenças em animais e animais de companhia causa uma grande perda económica tanto para os agricultores como para os criadores e, indiretamente, para a sociedade (Slater, 1990).

Existe uma abundância de literatura sobre afecções dos olhos em cães com que os clínicos se deparam habitualmente. Entre estas, as afecções da córnea e do cristalino são as mais importantes, uma vez que as doenças destas estruturas afectam diretamente a visão (Gelatt, 2000).

Os estudos sobre afecções oculares podem fornecer informações sobre a prevalência de doenças oculares e também ajudar a explorar as possibilidades de diagnóstico e as opções de tratamento (Sale et al, 2013). Como parte do método de diagnóstico, a medição da pressão intraocular, que é a pressão exercida pelo humor aquoso sobre as camadas do segmento anterior do olho, é medida com um tonómetro; um instrumento que pode detetar alterações na pressão ocular muito antes de o indivíduo se aperceber delas (Chihara, 2008). A pressão intraocular elevada é considerada um fator de risco primário para o início e a progressão da neuropatia glaucomatosa (Gelatt e Mackay, 1998).

O glaucoma em cães é um grupo de doenças que afectam o nervo ótico e podem resultar na perda de células ganglionares da retina num padrão caraterístico. O diagnóstico tardio e o glaucoma não tratado podem levar a danos permanentes do nervo ótico e à consequente perda do campo visual, que pode progredir para a cegueira. O glaucoma em cães muitas vezes passa despercebido até que esteja num estado mais grave. Raramente existem sintomas na fase inicial da doença, pelo que é importante efetuar exames oftalmológicos regulares por profissionais veterinários qualificados. (Gelatt, 2014)

O glaucoma é, sem dúvida, o pior de todos os pesadelos relacionados com os olhos que um dono de cão pode ter, uma vez que ocorre na espécie canina com uma frequência próxima da do homem. Este facto fez com que a utilização do cão como modelo animal para o glaucoma espontâneo fosse amplamente aceite. (Hulbert e Mortenson, 2013).

A Canine Eye Registry Foundation (CEFR) recomenda exames oftalmológicos anuais para cães, a fim de garantir a redução e a prevenção de doenças oculares genéticas.

Nas suas fases iniciais, o glaucoma pode não causar quaisquer sinais visíveis num cão, exceto o aumento da PIO. A determinação da PIO antes da cirurgia também ajuda na escolha dos medicamentos a utilizar. Os fármacos utilizados habitualmente, como a atropina e a cetamina, provocam um aumento da PIO (Cunningham e Barry, 1996; Jantzen, 1998).

A medição de rotina da PIO tornou-se assim um auxiliar útil na avaliação do olho, com o objetivo de detetar alterações na pressão ocular muito antes de o indivíduo se aperceber delas. Três métodos gerais, nomeadamente a tonometria, a gonioscopia e a oftalmoscopia, são utilizados por rotina pelos clínicos para diagnosticar o glaucoma no cão. Destes, a tonometria provou ser o mais eficaz na deteção de alterações da pressão intraocular e do glaucoma nas suas fases mais precoces. Este trabalho apresenta um estudo retrospetivo que procurou determinar a incidência e o padrão de distribuição das afecções oftálmicas diagnosticadas e tratadas em cães, bem como a documentação dos valores da pressão intraocular dos cães, com vista a fornecer dados baseados na incidência de perturbações oculares relacionadas com a pressão intraocular no local do estudo.

1.1 DECLARAÇÃO DO PROBLEMA

Existe uma escassez de informação sobre a incidência, os métodos de diagnóstico e o protocolo de gestão das afecções oculares em cães na Nigéria.

Não existem atualmente na Nigéria dados básicos sobre os valores da PIO em cães e a incidência de perturbações relacionadas com a PIO.

1.2 JUSTIFICAÇÃO

- Os animais com problemas oculares têm de ser diagnosticados, tratados e constantemente monitorizados devido aos efeitos resultantes.
- Há falta de informação sobre a incidência, o diagnóstico e a gestão das afecções oculares e a medição da pressão intraocular dos cães na Nigéria.
- A procura crescente de cães para segurança e companhia exige uma investigação sobre as afecções oculares caninas.

1.3 AIM

O presente estudo foi realizado com o objetivo de determinar a incidência, a distribuição, os diferentes tipos, o diagnóstico e o tratamento das doenças oculares em cães.

1.4 OBJECTIVOS

Os objectivos do presente estudo são, portanto, os seguintes

- Determinar a incidência de afecções oculares em cães.
- Conhecer os métodos e ferramentas de diagnóstico disponíveis.
- Estudar os métodos de gestão utilizados para o tratamento.
- Determinar os valores da PIO em cães saudáveis e não saudáveis.

Capítulo 2

2.0 REVISÃO DA LITERATURA

2.1 INTRODUÇÃO

Os olhos de todos os animais, incluindo os cães, funcionam de forma muito semelhante aos olhos humanos. O sistema visual fornece um meio extremamente eficiente para a rápida assimilação de informações do ambiente para ajudar na orientação do comportamento. O ato de ver começa com a captação de imagens focadas pela córnea e pelo cristalino sobre uma membrana sensível à luz na parte posterior do olho, denominada retina. A retina é, na verdade, parte do cérebro, empurrada para a periferia para servir de transdutor para a conversão de padrões de energia luminosa em sinais neuronais. A luz é absorvida pelo fotopigmento em dois tipos de receptores: os bastonetes e os cones. Na retina existem 100 milhões de bastonetes e 5 milhões de cones. Os bastonetes funcionam com uma iluminação fraca (escotópica). Os cones funcionam em condições de luz do dia (fotópicas). O sistema de cones é especializado na perceção das cores e na alta resolução espacial. A maioria dos cones está localizada na mácula, a porção da retina que serve a visão central. No meio da mácula, uma pequena cavidade denominada fóvea, repleta exclusivamente de cones, proporciona a melhor acuidade visual. (Horton, 2005). O olho é um órgão complexo e delicado, um órgão ativo que ajusta constantemente a quantidade de luz que deixa entrar e foca objectos próximos e distantes. Produz imagens contínuas que são rapidamente transmitidas ao cérebro. (WikiVet recuperado em 2014)

2.1 OS OLHOS DO CÃO

O olho do cão é muito parecido com o do ser humano, mas existem algumas diferenças que significam que o cão tem um tipo e um alcance de visão diferentes. O olho (um órgão emparelhado) tem muitas partes funcionais que trabalham em conjunto para tornar a visão possível. Embora muitas das partes sejam as mesmas em diferentes espécies, os animais desenvolveram certas adaptações que melhor se adequam às suas necessidades. O olho é como uma máquina fotográfica e funciona através da formação de imagens obtidas através da lente que focaliza as imagens. Esta função é desempenhada no olho pelas superfícies refractivas do olho, que incluem (por ordem a partir do exterior)

- superfície anterior da córnea
- superfície posterior da córnea
- humor aquoso
- superfície anterior do cristalino
- substância da lente
- superfície posterior do cristalino
- humor vítreo

- superfície anterior da retina

O cão é daltónico; vê as cores como tons de cinzento. A visão é dominada pela forma, pelo movimento e, em menor grau, pela luminosidade. A visão binocular está presente nos cães, mas só nas raças braquicefálicas é que temos uma verdadeira visão binocular. (Foster & Smith 2014)

2.1.1 As estruturas básicas do olho.

É um globo com duas câmaras cheias de líquido (anterior e posterior). As câmaras estão separadas pelo cristalino, a estrutura que ajuda a focar os feixes de luz na parte posterior do olho, a retina. A superfície exterior e transparente do olho, a córnea, oferece proteção ao interior do olho e ajuda o cristalino a focar a luz na parte posterior do globo ocular, a retina. O olho do cão saudável tem um centro escuro (pupila) rodeado por um anel colorido conhecido como íris, e fora da íris está a esclerótica branca. A íris tem uma tonalidade castanha na maioria dos cães, mas alguns cães têm olhos azuis. Anexados à íris estão músculos que funcionam para abrir ou fechar a lente, deixando entrar mais ou menos luz, dependendo da luz disponível. (Randy 2004) Os cães têm pálpebras superiores e inferiores, e podem surgir irritações ou arranhões quando os pêlos dessas pálpebras se projectam em direção ao globo ocular - uma condição genética ou resultado de uma ferida que cicatrizou a pálpebra. Os músculos que rodeiam o globo ocular (o orbicularis oculi) movem o globo ocular para que possa ser direcionado para o que o cão quer ver. Os cães têm uma terceira pálpebra proeminente (membrana nictitante) localizada na parte inferior da parte interna do olho, entre a pálpebra inferior e o globo ocular. Pensa-se que a terceira pálpebra oferece proteção ao globo ocular e ajuda a remover corpos estranhos. As terceiras pálpebras estão normalmente escondidas por baixo das pálpebras inferiores, mas uma ou ambas podem tornar-se proeminentes com certas doenças, durante várias horas após anestesia geral ou com irritação de um corpo estranho. (Randy 2004)

O globo ocular é provavelmente uma das partes mais sensíveis do corpo e também uma das mais expostas. Está contido numa órbita óssea que varia em profundidade nas diferentes espécies. O aspeto dorsolateral no cão e no gato não tem anel orbital, mas uma banda fibrosa conhecida como ligamento orbital que está ligada ao processo zigomático do osso frontal. (Foster & Smith 2014).

O componente do olho mais responsável pela visão nítida é o cristalino. O cristalino não faz propriamente parte de uma das camadas do olho, mas está mais intimamente associado aos componentes da túnica vascular. Os ligamentos suspensores do corpo ciliar suspendem-no numa posição imediatamente posterior à íris. É uma estrutura macia, transparente e esférica e a sua forma convexa faz com que as imagens tenham uma focagem crítica na retina. Quando os músculos ciliares estão relaxados, os ligamentos estão tensos e o cristalino é alongado. Isso permite que o animal veja coisas distantes. A contração dos músculos ciliares afrouxa os ligamentos, tornando a lente mais redonda, e o animal pode focar coisas que estão perto. O processo de mudar a forma da lente para ver as coisas à medida que se aproximam é chamado de "acomodação". Se a lente não fosse capaz de se acomodar, o animal só conseguiria ver coisas que estivessem a uma certa distância. A acomodação é, portanto, uma função muito importante e útil do cristalino. Os olhos humanos têm um elevado grau de acomodação, os dos cães e gatos muito menos e os dos bovinos quase nenhum. O cristalino também divide o olho em dois compartimentos diferentes. A área atrás do cristalino é preenchida por um líquido gelatinoso chamado "humor vítreo". A porção anterior, que é subsequentemente dividida nas câmaras anterior e posterior, é todo o espaço à frente do cristalino. É preenchida por um fluido aquoso chamado "humor aquoso". Estes meios ajudam a focar a luz na parte posterior da retina, mas, mais importante ainda, fazem circular os nutrientes e removem os resíduos dos tecidos que não estão em contacto direto com os vasos sanguíneos. A pressão do humor vítreo é também o que mantém a forma do globo ocular. (Foster & Smith 2014)

Quando a luz entra no olho, passa primeiro pela córnea transparente. A sua forma esférica focaliza a luz através da pupila para o cristalino. O cristalino e o humor vítreo focam então a luz de forma a convergir e a cruzar-se num ponto da retina. Este cruzamento faz com que a imagem produzida na retina seja uma versão invertida (de cabeça para baixo) da imagem que está a ser vista. O sinal é enviado através do nervo ótico para o córtex visual do cérebro, onde a imagem é novamente invertida e percepcionada na posição vertical. Se a córnea ou o cristalino estiverem deformados ou danificados, a imagem será focada à frente ou atrás da retina e a visão ficará desfocada. Todos os animais têm visão binocular, o que significa que vêem com dois olhos, mas o cérebro combina os sinais de ambos os olhos numa só imagem. A visão binocular ajuda a compensar o "ponto cego" causado pelo disco ótico. A sobreposição dos campos visuais preenche as lacunas. A outra vantagem da visão binocular é a perceção da profundidade. Se apenas um olho estiver funcional, é difícil avaliar as distâncias entre os objectos e, por conseguinte, é muito difícil caçar presas em movimento ou realizar a maioria das outras actividades. (Foster & Smith, 2014)

O cão tem uma lente maior e uma superfície corneana correspondentemente maior, aumentando a sua capacidade de captar a luz e, assim, ver em condições de iluminação reduzida. Além disso, por trás da retina do cão existe uma superfície reflectora, o tapetum, que melhora ainda mais a visão com pouca luz. O brilho sinistro que se vê quando um feixe de luz atinge os olhos do cão à noite é o reflexo da superfície tapetum do seu olho. O tapetum também é fácil de ver durante um exame oftalmológico de rotina usando um oftalmoscópio. (Foster & Smith 2014).

A retina do cão é revestida por bastonetes (as células sensoriais adaptadas para funcionar melhor com pouca luz e utilizadas para a deteção de movimento) e cones (células que funcionam melhor em níveis médios a altos de luz, com a capacidade de detetar cores). A proporção de bastonetes em relação aos cones é muito maior nos cães, daí a visão nocturna melhorada nos cães. Além disso, os cães têm apenas dois tipos de cones (dicromatas). (Randy 2004).

Uma vez que a visão é um sentido tão vital quando se caça ou é caçado, os olhos dos animais adaptaram-se para melhor se adequarem às suas situações. Por exemplo, os animais noturnos têm as pupilas muito dilatadas para deixar entrar o máximo de luz e têm também córneas maiores, proporcionalmente. Os predadores e as presas têm diferenças nos seus campos visuais. Os predadores têm olhos grandes e virados para a frente, o que lhes permite ver melhor na direção descendente e dianteira. Como estão frequentemente a olhar para baixo e para a frente para as suas presas, este campo visual é o mais adequado para o seu estilo de vida de caça. As presas, por outro lado, têm geralmente os olhos situados mais para os lados e no cimo da cabeça. Esta posição permite-lhes uma excelente visão periférica e para cima. Uma vez que as presas são frequentemente atacadas por cima, por trás ou de lado, é vantajoso para elas ter este campo visual alargado, mesmo que não consigam ver bem à frente do rosto. (Foster & Smith, 2014).

2.1.2 As estruturas acessórias

O olho tem muitas estruturas acessórias presentes para garantir a sua proteção e limpeza. Estas estruturas incluem as pálpebras, as pestanas, as glândulas lacrimais e a membrana nictitante. As três pálpebras e a conjuntiva circundante lubrificam, nutrem e protegem o globo ocular. A conjuntiva é a membrana delicada que reveste o interior das pálpebras superior e inferior e algumas porções exteriores do globo ocular. A membrana nictitante confere ao olho uma proteção adicional. Na maioria dos animais, as pestanas grandes estão fixadas às pálpebras e ajudam a evitar que as partículas de poeira entrem no olho. As pálpebras têm praticamente o mesmo objetivo, mas também têm um reflexo de pestanejar para ajudar a espalhar lágrimas e outros óleos lubrificantes sobre a córnea, além de a limparem de poeiras e detritos microscópicos. As lágrimas são produzidas pelas glândulas lacrimais e também contêm lisozima, uma enzima antibacteriana. As lágrimas saem do olho e das estruturas relacionadas através de um pequeno ducto ou abertura no canto interno do olho, chamado ducto lacrimal ou canal lacrimal. A maioria dos animais tem uma camada reflectora na coroide chamada "tapetum lucidum". É isto que faz com que os seus olhos brilhem no escuro. (Foster & Smith, 2014)

Enquanto o ser humano evoluiu como uma espécie diurna (ativa durante o dia), os cães evoluíram inicialmente como espécies predadoras nocturnas ou crepusculares (activas ao amanhecer e ao anoitecer). Como resultado, nós, humanos, temos uma grande acuidade visual, perceção de cores e perceção de profundidade, mas não vemos bem no escuro. Os cães, pelo contrário, têm uma visão nocturna bem desenvolvida e a sua visão está bem adaptada para detetar movimentos. Existe um certo compromisso entre a acuidade visual (a capacidade de ver pormenores) e a capacidade de ver no escuro. (Randy 2004).

2.2 EXAME OFTALMOLÓGICO

Ao recolher a história, devem ser obtidas informações objectivas e subjectivas.

- Os dados objectivos consistem na sinalização, ambiente, dieta e historial médico. Na primeira consulta de um doente, determinar o tempo de posse e o local de origem.
- Os dados subjectivos incluem uma descrição da queixa primária e uma visão histórica da saúde geral do paciente. Muitas vezes, o proprietário pode não se aperceber de como uma observação aparentemente sem importância pode estar relacionada com o problema primário. Adaptar as perguntas específicas ao caso individual. (Raymond, 2010)

A sinalização consiste na idade, espécie, raça e género do doente. A raça do doente torna-se por vezes um fator-chave na formulação de diagnósticos diferenciais. As doenças congénitas ou hereditárias devem ser consideradas e podem ser mais prevalentes em determinadas raças do que noutras. (Denise, 2006)

A importância de um bom historial oftalmológico não pode ser exagerada. Muitas vezes, os sinais e um bom historial podem ajudar a chegar ao diagnóstico. Alguns pontos importantes a ter em conta num exame oftalmológico incluem

- Saúde geral do animal de estimação
- História anterior de problemas oculares
- Qual é o problema atual
- Duração do problema atual
- Progressão do problema atual
- Houve perda de visão
- Diferença entre visão diurna e visão nocturna
- Tratamento médico anterior
- Efeito dos medicamentos (incluindo reacções)
- Medicamentos actuais (incluindo medicamentos anteriores)

Há alguns pontos importantes a ter em conta quando se faz a anamnese; a sinalização. Muitos problemas têm uma predileção por uma determinada idade ou raça. A perda de visão nocturna é geralmente o resultado de uma doença da retina. Também é importante lembrar que os medicamentos sistémicos podem ter efeitos oftálmicos, por exemplo, os antibióticos sulfa e o Etogesic podem causar ceratoconjuntivite seca, o Baytril pode causar degeneração da retina nos gatos, etc. É importante retirar esta informação da história clínica. (Raymond, 2010)

2.3 EXAME FÍSICO DO OLHO

O exame deve começar quando o doente entra na sala de exame e durante a recolha da história clínica. Pode ser observado o comportamento do cão para detetar indícios de disfunção visual, como baixar a cabeça, abraçar a parede ou a perna do dono ou esbarrar em objectos. O dono deve deixar o cão solto na sala de exame e observá-lo durante a recolha da história clínica. Observar o cão a negociar em condições fotópicas e escotópicas. Prepare um obstáculo e um labirinto para o testar nestas condições. É importante observar o animal de estimação à distância antes de outro exame. Preste atenção à posição das pálpebras, ao conforto do paciente e à simetria dos olhos e da cabeça. Uma vez em contacto com o animal, esta avaliação pode ser difícil, especialmente se o cão tiver sido repetidamente tratado de problemas oculares. (Raymond 2010).

Fazer brilhar uma luz à distância para obter um reflexo tapetal em ambos os olhos ao mesmo tempo, esta é a melhor forma de detetar a anisocoria. Em seguida, avaliar os reflexos pupilares diretos (RLP), os RLP consensuais e a resposta de ameaça. Estes testes são úteis, mas é importante recordar que um RLP positivo não significa que um animal possa ver, um RLP negativo não significa que um animal não possa ver e uma resposta negativa à ameaça não significa que um animal não possa ver. Verificar um reflexo palpebral para garantir que o animal consegue pestanejar. (Raymond 2010).

Há uma série de três reflexos: um da córnea, um da cápsula anterior da lente e um da cápsula posterior da lente. Ao mover a luz, o reflexo da córnea e da cápsula anterior do cristalino move-se na mesma direção, enquanto o reflexo da cápsula posterior do cristalino se move na direção oposta. Estas imagens são úteis para localizar o cristalino, bem como para determinar se uma lesão se encontra no cristalino ou na câmara anterior.

Verificar a simetria dos globos oculares. Examinar as pálpebras para detetar entrópio ou ectrópio. Procurar a elevação do nictitans. Esta é uma estrutura passiva no cão e a sua elevação significa que o olho é enoftálmico (pode ser ligeiro) ou que existe uma lesão que ocupa espaço atrás do globo. Se um olho parecer exoftálmico, tente retropulsá-lo de volta para a órbita. Certifique-se de que, quando fizer a retropulsão, executa este procedimento em ambos os olhos ao mesmo tempo para notar diferenças subtis. Os cães braquicefálicos têm órbitas pouco profundas e podem ser difíceis de retropulsar normalmente. A retropulsão também permite avaliar o nictitans. Depois de ter efectuado este exame inicial, está pronto para iniciar os testes de diagnóstico, seguidos de um exame ampliado e de oftalmoscopia.

Embora a sinalização e os dados históricos forneçam frequentemente pistas essenciais para o diagnóstico ocular, a visualização imediata de quase todas as partes do olho significa que nada pode substituir um exame completo. Felizmente, um exame oftalmológico completo pode ser efectuado com apenas cinco requisitos, cinco competências e um mínimo de equipamento. (Raymond 2010).

2.3.1. Requisitos essenciais para um exame visual exaustivo

1. O doente e o veterinário estão ao nível dos olhos um do outro
2. Luz ambiente fraca
3. Uma fonte de luz brilhante e focal
4. Uma fonte de ampliação
5. Uma abordagem ordenada e completa (Maggs, 2009).

Perguntar e verificar se existe corrimento ocular, descrever o corrimento (seroso, mucoide ou mucopurulento) e determinar se é unilateral ou bilateral.

Determinar se existe dor ou desconforto ocular indicado por blefaroespasmo, fricção ou pata na face ou fotofobia. Estes sinais podem ser observados em caso de uveíte anterior, glaucoma, ulcerações da córnea ou corpos estranhos.

Pergunte e verifique se há vermelhidão, inchaço e assimetria ocular.

Perguntar ao proprietário por qualquer alteração de cor, esta alteração pode ocorrer com uveíte anterior e iridite, em que o hifema pode estar presente ou a cor da íris pode estar alterada. Uma alteração pigmentar localizada na íris pode ocorrer com um quisto da íris ou melanoma.

Pergunte ao dono se o animal parece estar a sofrer de alguma perda de visão. Se houver um problema aparente, ele parece ser afetado pela luz do dia ou pela escuridão? Pergunte também se a diminuição da visão parece ser um problema unilateral ou bilateral.

O exame ocular fornece frequentemente informações relacionadas com doenças sistémicas. As infecções sistémicas podem manifestar-se através de lesões da retina (FeLV, toxoplasmose, infecções fúngicas, etc.) ou como uveíte anterior (FeLV, peritonite infecciosa felina, erliquiose, etc.). (Denise 2006).

Tal como na investigação clínica, o exame do olho deve incluir o seguinte procedimento: história, exame geral, transiluminação, exame oftalmoscópico e tonometria.

2.3.2 Procedimentos de diagnóstico e de exame

O exame oftalmológico deve ser efectuado de forma repetida e sequencial para garantir que nada passa despercebido. O exame começa por examinar o doente à distância para detetar indícios comportamentais de perda de visão.

O exame do olho não afetado antes do olho afetado em animais com doença unilateral garante que o olho normal não é esquecido e fornece informações sobre o aspeto ocular normal de cada doente. A maioria das doenças cirúrgicas do olho envolve as pálpebras, a córnea e o cristalino. O diagnóstico da pálpebra é efectuado através da everting da pálpebra aplicando pressão com o polegar, verificar a cor da mucosa, o fornecimento de sangue, a secura e a presença de pseudomembrana na mucosa. Examinar a córnea a olho nu para detetar a presença de corpos estranhos, utilizando a luz, e verificar também a existência de perfuração, irregularidade e abaulamento, podendo também ser utilizados o oftalmoscópio e a coloração com fluoresceína. O comprometimento do reflexo corneano é observado em anestesia profunda, choque e doença cerebral grave. (Maggs, 2009).

O exame da pupila é efectuado expondo-a a uma luz intensa que a faz contrair-se. A ausência de reação à luz indica rigidez pupilar (midríase), como se observa em animais em estado de choque, inflamação do cérebro, da retina e do nervo ótico, deficiência de vitamina A, envenenamento por atropina ou estricnina. A constrição permanente (miose) é observada na queratite ou na paralisia dos músculos pupilares. O exame do cristalino é melhor efectuado numa sala escura, mantendo uma fonte de luz a 5-10 cm de distância do olho. As lesões do cristalino caracterizam-se por um aspeto acinzentado do cristalino, como se observa na tripanossomíase canina e em traumatismos. A luxação completa do cristalino dá a aparência de um cristalino ausente. (Maggs, 2009).

O domínio das cinco competências seguintes fornecerá todas as informações essenciais sobre os segmentos anterior e posterior do olho:

1. Retroiluminação
2. Transiluminação (ou iluminação focal)
3. Tonometria (medição da pressão intraocular)
4. Avaliação do flare aquoso
5. Exame fúndico (ampliação das anomalias). (Maggs 2009).

A retroiluminação é uma técnica simples mas extremamente útil para a avaliação das pupilas e de todas as partes dos meios oculares transparentes (película lacrimal, córnea, meio aquoso, cristalino e vítreo). Para obter o reflexo ou reflexo fúndico, utiliza-se uma fonte de luz focal colocada perto do olho do examinador e dirigida sobre a ponte do nariz do doente a pelo menos um braço de distância. Cada olho é iluminado de forma igual e o reflexo fúndico é utilizado para avaliar e comparar o tamanho, a forma e a igualdade da pupila. Além disso, as opacidades nos meios oculares obstruem o reflexo fúndico e são registadas para um exame subsequente mais pormenorizado, utilizando a transiluminação ou a retroiluminação novamente após a dilatação da pupila. Ambas as técnicas subsequentes podem ser aumentadas por ampliação. A retroiluminação é particularmente útil para diferenciar a esclerose nuclear da catarata. O segmento anterior inclui todas as estruturas à frente e incluindo o cristalino. Estas são melhor examinadas utilizando a iluminação focal e, subsequentemente, a ampliação. Para maximizar os benefícios da iluminação focal, a fonte de luz deve ser direcionada de um ângulo diferente do ângulo de visão do observador. A variação dos ângulos de visão e de iluminação entre si permite ao examinador utilizar a paralaxe, os reflexos, a perspetiva e as sombras para obter informações valiosas sobre a profundidade da lesão. Esta técnica é particularmente útil para examinar a câmara anterior, uma vez que as alterações na câmara anterior podem ser mais facilmente diferenciadas das alterações corneanas, iridais ou lenticulares quando observadas transversalmente. Nos gatos e cavalos, a curvatura da córnea e a profundidade da câmara anterior são tão grandes que também é possível uma visualização limitada do ângulo iridocorneano. Nunca é demais sublinhar a importância de um exame sequencial do segmento anterior. (Maggs 2004)

Após a retroiluminação e a avaliação da resposta à ameaça e dos reflexos pupilar e palpebral, um método óbvio é começar pela parte da frente e progredir para a parte de trás do olho. Desta forma, garante-se que as pálpebras (incluindo a pele, a margem e os cílios), a conjuntiva (punção nasolacrimal, terceira pálpebra, superfícies conjuntivais bulbar e palpebral), a esclerótica, a córnea (incluindo a película lacrimal e, em especial, o limbo), a câmara anterior, a íris e o cristalino são completamente examinados. O exame do segmento anterior deve ser iniciado antes da dilatação, para que a face da íris seja facilmente examinada; no entanto, o exame completo do cristalino requer uma dilatação total. Finalmente, a cabeça do otoscópio, o Optivisor ou uma forma alternativa de ampliação deve ser utilizada para reavaliar todas as lesões suspeitas identificadas por retroiluminação e transiluminação. As lesões nos meios oculares transparentes podem ser avaliadas com grande precisão utilizando uma combinação de retroiluminação e ampliação. A melhor forma de o conseguir é utilizar a cabeça do otoscópio, alterando o ângulo de visualização até que a lesão seja "retroiluminada" pelo reflexo tapetal ou visualizada contra a área não tapetal baça do fundo do olho, quando iluminada de frente. Em ambos os casos, a cabeça do otoscópio é movida para dentro ou para fora do olho até que a lesão esteja bem focada e sob ampliação total contra o fundo escolhido. Em breve se familiarizará e desfrutará de uma visualização de diagnóstico melhorada, experimentando ambas as técnicas em todas as lesões. (Maggs 2004)

O flare aquoso é um sinal patognomónico de uveíte e deve-se à quebra da barreira hemato-ocular com subsequente fuga de proteínas para a câmara anterior. A melhor forma de detetar o flare aquoso é utilizando uma fonte de luz muito focal e intensa numa sala totalmente escura. A passagem do feixe de luz é observada a partir de um ângulo. No olho normal, observa-se um reflexo focal onde a luz incide na córnea. O feixe de luz torna-se então invisível ao atravessar o humor aquoso, quase isento de proteínas e células, na câmara anterior. O feixe de luz é novamente visível como uma reflexão focal na cápsula anterior do cristalino e depois como feixes difusos através do corpo do cristalino normal devido à presença de proteínas do cristalino. Se a uveíte tiver permitido a fuga de proteínas do soro para a câmara anterior, estas causarão a dispersão da luz à medida que esta passa através do aquoso. O reflexo aquoso é, portanto, detectado quando é visível um feixe de luz que une as reflexões focais na superfície da córnea e na cápsula anterior do cristalino, atravessando a câmara anterior. Uma lâmpada de fenda proporciona condições ideais para a deteção do flare, no entanto, o feixe produzido pela abertura circular mais pequena do oftalmoscópio direto, mantido o mais próximo possível da córnea numa sala completamente escura e visualizado transversalmente, também proporciona excelentes resultados. (Maggs, 2009).

O feixe de fenda no oftalmoscópio direto não é tão intenso e não fornece tantas "bordas" de luz onde o sinal luminoso pode ser apreciado mais facilmente. A avaliação do reflexo pode ser mais fácil após a dilatação completa da pupila devido ao espaço escuro aparente criado pela pupila. A avaliação combinada da PIO e do reflexo aquoso deve ser efectuada sempre que se suspeite de glaucoma ou uveíte, devido à frequência com que estas condições coexistem.

A avaliação da pressão intraocular (tonometria) é essencial para a diferenciação das duas principais doenças que ameaçam a visão, nas quais o olho vermelho é a caraterística marcante - uveíte e glaucoma. A disponibilidade de tonómetros de fácil utilização e a preços razoáveis, como o Tonopen®, facilita a medição da pressão intraocular (PIO) em todas as espécies, especialmente nos gatos. É essencial uma contenção correta do doente. O doente deve ser ligeiramente imobilizado de modo a não aumentar artificialmente a PIO. Em especial, deve ser evitada a pressão direta sobre as veias jugulares e sobre o próprio globo através das pálpebras. Pequenos movimentos para longe da córnea e um "borrão" muito suave da córnea com a ponta aumentam a fiabilidade e a reprodutibilidade das leituras, reduzindo o número de leituras necessárias. Deve ser prestada especial atenção ao "ângulo de aproximação" da ponta à córnea. A aplicação óbvia do tonómetro é o diagnóstico do glaucoma, em que a PIO está geralmente elevada. No entanto, a tonometria também é utilizada para diagnosticar a uveíte, em que a PIO é reduzida devido à perda de função do corpo ciliar inflamado. Talvez o papel mais importante da tonometria seja a monitorização da evolução destas doenças e o ajustamento dos medicamentos com base nestes dados. (Maggs 2004)

2.4 UTILIZAÇÃO DE MEIOS AUXILIARES DE DIAGNÓSTICO NAS DOENÇAS OCULARES

2.4.1 Oftalmoscopia

A oftalmoscopia permite a visualização do fundo ocular. Isto inclui componentes da cabeça do nervo ótico, vasos sanguíneos da retina, retina, tapete, coroide e, ocasionalmente, esclerótica. A instalação de agentes midriáticos ajudará a visualização destas estruturas.

O midriático mais comum utilizado para fins de diagnóstico em oftalmologia veterinária é a tropicamida a 1%. Este medicamento tem uma ação rápida, atingindo a midríase máxima no espaço de 30 minutos após a administração. Tem também uma duração de ação relativamente curta, normalmente de 8-12 horas. É seguro e eficaz em todas as espécies domésticas. Outros midriáticos comuns são limitados devido ao tempo mais longo até à midríase máxima ou à sua duração prolongada. Estes fármacos não produzem midríase nas aves, uma vez que estas possuem músculo esquelético na íris. O vecurónio tópico pode proporcionar midríase em aves do tamanho de um peneireiro ou maiores. (Raymond, 2010)

A) Oftalmoscopia direta

Existem muitos modelos diferentes de oftalmoscópios diretos. Todos eles contêm uma fonte de luz e uma série de lentes que são mudadas através de um mostrador. Os números neste mostrador correspondem à potência de dioptria da lente selecionada. Os números vermelhos correspondem a lentes de dioptria negativa, que aumentam a focagem no olho, e as lentes de dioptria positiva, que diminuem a focagem no olho, têm números verdes ou pretos. A oftalmoscopia direta deve ser realizada com o observador muito próximo do olho (2-3 cm). O olho esquerdo do animal deve ser observado com o seu olho esquerdo e o olho direito deve ser examinado com o seu olho direito. Deste modo, o observador fica o mais afastado possível da boca do doente. A oftalmoscopia direta proporciona uma ampliação elevada (~17 vezes no cão e ~19 vezes no gato). Devido a este grau de ampliação, apenas uma pequena parte do fundo do olho pode ser visualizada de cada vez. Começar por observar a cabeça do nervo ótico e depois cobrir sistematicamente os quadrantes do fundo do olho.

A vantagem do oftalmoscópio direto é a quantidade de ampliação que se consegue obter. O equipamento é também relativamente barato. Infelizmente, a grande ampliação tem o inconveniente de ter um campo de visão muito pequeno. Também não existe estereopsia, no entanto, alterando a potência da dioptria da lente utilizada, é possível determinar o grau de depressão ou elevação de uma lesão. Outra desvantagem deste sistema é a proximidade do rosto à boca do doente quando se efectua este procedimento. (Raymond, 2010).

B) Oftalmoscopia indireta

A oftalmoscopia indireta binocular é realizada com um oftalmoscópio indireto binocular (BIO). Existem várias marcas diferentes de BIO disponíveis. Embora variem na sua posição, têm os mesmos controlos básicos. As oculares ajustam-se à distância interpupilar. Há uma alavanca que altera o tamanho do ponto de luz e há uma alavanca que altera a cor da luz. Esta varia entre o branco, o azul-cobalto e o verde. Alguns têm um filtro amarelo para diminuir os danos na retina. A oftalmoscopia indireta binocular também utiliza uma lente de mão. A ampliação com oftalmoscopia indireta varia consoante a potência da lente e a espécie, mas normalmente varia entre 3 e 5 vezes. Quanto maior for a potência de dioptria da lente, menor será a ampliação e maior será o campo de visão. Muitas vezes é mais fácil para o principiante começar com uma lente de 28 ou 30 D. Outro ponto importante é que tudo o que for visto com este procedimento estará de cabeça para baixo e para trás. (Maggs, 2009).

- A oftalmoscopia indireta binocular é realizada com o doente à distância de um braço.
- Uma mão deve ser usada para segurar o focinho e a outra para segurar a objetiva.
- Depois de olhar para o doente com os auscultadores e obter um reflexo fúndico, a lente deve ser colocada na trajetória do feixe de luz 2-4 cm à frente do olho.
- A lente deve ser movida para perto ou para longe do olho, de modo a obter uma visão completa do fundo do olho.
- É importante manter a lente perpendicular a um raio entre o olho do observador e o olho do paciente e, em seguida, mover o corpo e a cabeça do cão para examinar todas as áreas do fundo do olho.

As vantagens da oftalmoscopia indireta binocular incluem um campo de visão muito mais amplo do que o que pode ser obtido com a oftalmoscopia direta. Este método também proporciona estereopsia, de modo que as lesões podem ser visualizadas tridimensionalmente. Além disso, a posição do examinador é mais segura em relação à boca do animal. As principais desvantagens do procedimento são o facto de ser inicialmente mais difícil de aprender e o equipamento ser mais caro. (Raymond 2010)

A Welch-Allyn fabrica um oftalmoscópio indireto monocular Pan-Optic. Este aparelho tem a vantagem de ser simples de utilizar, bem como de ter uma visão do fundo do olho 5 vezes maior do que um oftalmoscópio direto. O microscópio liga-se a um conjunto manual de baterias Welch-Allen normal. Funcionará melhor se for utilizada a fonte de bateria de iões de lítio. A definição da abertura deve estar na definição padrão e deve focar um objeto a 1015 pés de distância. Após a focagem, o copo ocular deve ser colocado contra a testa do animal e pode observar-se o fundo do olho através da abertura do observador. (Raymond, 2010)

2.4.2 Medição da pressão intraocular/ Tonometria

Em doentes veterinários, a caraterística mais consistente de todos os glaucomas caracterizados até à data é a elevação da pressão intraocular (PIO). As pressões intra-oculares > 25 mmHg em cães e > 31 mmHg em gatos, ou diferenças de mais de alguns mmHg entre os olhos, devem ser consideradas suspeitas. No entanto, muitos factores podem influenciar as medições da PIO, incluindo a raça, a idade e o sexo, o método de contenção, a hora do dia, a técnica do "tonometrista" e o próprio tonómetro. Por conseguinte, é muito difícil fornecer um "ponto de corte" exato para determinar a PIO normal ou anormal. Por este motivo, as leituras tonométricas devem ser sempre interpretadas à luz de outros dados clínicos. A PIO "elevada" é uma medida, não um diagnóstico. (McLellan, consultado em 2014)

2.4.2.1 Medição direta - manometria

- A forma mais exacta de medir a PIO
- Invasivo, pelo que não é prático num contexto clínico
- Restrito a um ambiente de investigação
- Utilizado na validação da exatidão e precisão dos métodos de tonometria indireta

2.4.2.2 Medição indireta - tonometria

- Os dois principais tipos de tonometria de contacto são a tonometria de indentação e a tonometria de aplanação
- Tonometria sem contacto (sopro de ar) (McLellan, recuperado em 2014)

Todos os métodos de tonometria estão sujeitos aos mesmos princípios básicos. Os factores externos que influenciam a PIO devem ser evitados / tomados em consideração:

- A pressão exercida pelos dedos do examinador sobre o globo ou as pálpebras aumenta artificialmente a PIO (Klein 2011).
- A compressão das pálpebras, os movimentos oculares e a acomodação podem alterar falsamente a PIO.
- A contenção firme, particularmente quando a pressão é exercida sobre o pescoço (oclusão jugular) e os colares apertados aumentam a pressão venosa episcleral e elevam a PIO. (Pauli, 2006)

- A postura/posição da cabeça pode influenciar a PIO. (Broadwater, 2008)
- Os medicamentos administrados, incluindo a sedação, podem afetar a PIO.
- As medições repetidas ao longo do tempo (em especial quando é aplicado um peso no olho) reduzirão a PIO ao influenciar a facilidade de escoamento aquoso dependente da pressão.
- A hora do dia influencia a PIO.
- Todos os tonómetros apresentam, em maior ou menor grau, variabilidade entre operadores.
- Os diferentes tonómetros diferem na sua exatidão e precisão.
- A idade tem um efeito sobre a PIO que depende da espécie; observa-se um declínio da PIO nos cães e gatos mais velhos (Gelatt, 1998).

Ao avaliar os estudos que pretendem validar um método tonométrico numa determinada espécie:

- Considerar se os valores obtidos são comparados com a manometria (o padrão de ouro) ou apenas mais um dispositivo inerentemente impreciso
- Considerar a exatidão (que se reflecte no declive da linha de regressão, que deve ser o mais próximo possível de um)
- Considerar a reprodutibilidade / consistência / variabilidade (que é, pelo menos em parte, representada pelo valor r2, que também deve ser próximo de 1).
- Qualquer subestimação ou sobreestimação relativa da PIO deve, de preferência, ser linear e consistente ao longo da gama de PIOs que podem ser esperadas em doentes clínicos.
- São apresentados todos os pontos de dados, para que o leitor tenha uma melhor noção do desempenho do instrumento?
- Qual é a magnitude de qualquer desvio da PIO verdadeira? 2mmHg pode ser de pouca importância clínica para distinguir entre um indivíduo normal e um glaucomatoso, mas pode ser de maior importância se o tonómetro for utilizado para detetar uma pequena alteração na PIO num estudo farmacológico. (McLellan, consultado em 2014)

2.4.2.3 Tonómetros de contacto

A) Tonómetros de indentação

i) Tonómetro digital ou de haste de vidro: o médico determina a resistência empurrando o olho alternadamente com os dedos indicadores, ou avalia o grau de indentação em resposta à pressão exercida sobre o olho por uma haste de vidro. Não fornece uma medida numérica, é impreciso e altamente subjetivo

ii) Tonómetros de força variável: Determinam o peso necessário para produzir uma determinada indentação. Tipo menos comum, os tonómetros de indentação variável medem a profundidade da indentação feita por uma determinada força. (McLellan, consultado em 2014)

iii) Tonómetro de Schiotz

Introduzido em 1905 e ainda hoje em uso, é o mais utilizado dos muitos tonómetros de indentação desenvolvidos e da teoria: Baseado vagamente na lei de Maklakoff e Fick, em que, W = P x A. Em que W = peso do conjunto êmbolo/alavanca/grama de peso, A = área de indentação em mm2 e P = pressão.

De facto, quanto mais baixa for a PIO, mais profunda será a indentação e mais elevada será a leitura da escala. A gravidade exerce uma força conhecida sobre um êmbolo metálico com peso. O êmbolo move-se livremente num cilindro metálico fino ligado a uma placa de apoio que se aproxima da curvatura da córnea humana. A parte superior do êmbolo empurra uma alavanca curva que está ligada a um ponteiro que, por sua vez, indica uma leitura numa escala curva. Cada unidade de escala é equivalente a 0,05 mm de indentação. A relação entre a indentação e a PIO é logarítmica e não linear, pelo que o extremo inferior da escala (valores mais elevados de PIO) é comprimido. (McLellan, consultado em 2014)

Utilização prática:

i. É necessária anestesia tópica

ii. O doente é posicionado de modo a que o plano da córnea fique horizontal. (Este facto impede a sua utilização em espécies animais de grande porte)

iii. O conjunto da placa de apoio é colocado na córnea com o conjunto ponteiro/escala direcionado verticalmente, perpendicularmente ao conjunto da córnea. Leitura da escala inferior a 5 (PIO mais elevada). Escala

leituras inferiores a 3 não fornecem medições válidas da PIO.

iv. Normalmente, obtêm-se 2 ou 3 leituras consistentes. Se as leituras da balança forem inconsistentes, podem ser obtidas outras leituras utilizando pesos diferentes e compará-las.

No entanto, devem ser evitados o contacto prolongado e as medições prolongadas e repetidas

v. Deve ser utilizada e especificada uma tabela de conversão coerente.

Em geral, a tabela de conversão humana que acompanha o instrumento (tabela de Friedenwald 1955) é a mais utilizada em medicina veterinária, apesar de existirem várias tabelas específicas para cada espécie publicadas na literatura veterinária.

vi. O conjunto do êmbolo deve ser desmontado, cuidadosamente limpo (com álcool e depois com água destilada) e deixado a secar após a utilização. Os detritos que provocam fricção no conjunto resultam em leituras altamente imprecisas.

vii. A secagem da córnea deve ser evitada, uma vez que conduz a erros na medição da PIO

viii. A rigidez da córnea e da esclerótica tem impacto na medição da PIO utilizando o tonómetro de Schiotz Uma maior rigidez ocular conduzirá a uma PIO falsamente elevada (menor indentação)

Os olhos com pouca rigidez (por exemplo, olhos jovens) conduzirão a uma PIO falsamente baixa (maior indentação) A rigidez ocular varia consoante a espécie: macaco>humano>porco>gato>cão. A rigidez ocular do coelho é muito variável. (McLellan, recuperado em 2014)

A córnea edematosa é menos flexível (o que leva a leituras de escala mais baixas, ou seja, a uma sobrestimação da PIO)

Uma curvatura mais acentuada da córnea (menor raio de curvatura) pode levar a leituras de PIO falsamente elevadas.

A colocação vertical do êmbolo no olho é fundamental!

B) Tonómetros de aplanação

Medir a área da córnea aplanada por um peso conhecido ou medir a força necessária para aplanar uma área fixa da córnea.

i) Tipo Maklakov

Introduzido pela primeira vez em 1885 na Rússia.

Um êmbolo em forma de sino de peso conhecido é revestido com uma suspensão de corante e deixado repousar contra o olho com o doente em posição supina. A extremidade do tonómetro é então pressionada sobre um papel especial e produz-se um círculo de corante, cujo diâmetro corresponde à pressão intraocular. Uma escala, baseada no peso do êmbolo dividido pela área de contacto, é colocada sobre o anel, convertendo-o num valor de PIO. Os tonómetros de vários pesos permitem uma estimativa da rigidez ocular e foram elaboradas tabelas de calibração revistas para ter em conta a influência da rigidez ocular. (McLellan, consultado em 2014)

ii) O Tonomat

Um derivado de meados do século XX do Tonómetro de Maklakov.

A córnea é aplanada utilizando uma sonda padrão ponderada que tem uma placa terminal de plástico descartável. É feita uma impressão do anel que é depois medida com uma escala incorporada.

Este tipo de tonómetro não foi amplamente adotado para utilização em pacientes veterinários e poucos foram avaliados. (Salvetat, 2011)

Teoria: Estes dispositivos são baseados na lei de Imbert-Fick: F=PA

Onde F= a força necessária para achatar uma área circular (A) da superfície de um recipiente esférico que tem uma pressão interna relativa (P). (Marcos, 2012)

Felizmente, a tensão superficial da película lacrimal aumenta a força aplicada pelo tonómetro à córnea, equilibrando a resistência à deformação da córnea, que tem alguma espessura.

iii) O tonómetro de Goldmann continua a ser o "padrão de ouro" para os médicos oftalmologistas, mas subestima a PIO em cães e gatos.

iv) o tonómetro de Perkins é menos preciso, mas tem a vantagem de ser portátil e de poder ser utilizado na posição supina.

Ambos fornecem um meio ótico de determinar a aplanação da córnea, utilizando uma sonda de plástico com um prisma de duplicação que cria dois hemicírculos deslocados que são visualizados através de oculares e alinhados pelo operador. (Salvetat, 2011)

Utilização prática:

i. O anestésico tópico é aplicado em conjunto com a coloração com fluoresceína da película lacrimal.

ii. Utiliza-se um filtro azul-cobalto para produzir uma luz azul, e o prisma do tonómetro é avançado até próximo da córnea, sendo depois observado através da(s) ocular(es).

iii. Quando os bordos internos dos dois hemicírculos estão alinhados (rodando o botão de força) e em contacto um com o outro, um círculo de córnea com 3,06 mm de diâmetro é aplanado (deslocando ~0,5 pl de humor aquoso), e cada 1 gm de força corresponde a 10 mmHg de PIO, assumindo uma espessura média da córnea.

iv. Uma córnea mais espessa requer mais força, uma córnea mais fina requer menos força, para achatar a córnea, produzindo, respetivamente, estimativas artificialmente altas ou baixas da PIO.
No entanto, cada aumento de 10pm na espessura da córnea leva a um aumento de cerca de 0,2mmHg na PIO com o tonómetro Goldmann em olhos humanos normais. Várias fórmulas de correção tentam ajustar-se a este facto, mas é evidente que outras propriedades biomecânicas da córnea afectam a medição da PIO.
v. As córneas com cicatrizes ou com edema epitelial podem, de facto, levar a uma subestimação da PIO. (Salvetat, 2011)
O aumento da rigidez da córnea leva ao aumento das leituras de Goldmann (e Tono-Pen) em cães. Embora o tonómetro de Goldmann não tenha sido amplamente utilizado ou validado em animais domésticos devido aos constrangimentos da utilização de equipamento montado numa mesa, o tonómetro de Perkins foi validado em várias espécies animais, (Andrade, 2012)
Embora menos preciso do que outros meios de medição da PIO, o custo relativamente baixo e a portabilidade do tonómetro de Perkins tornaram-no uma opção válida em alguns contextos, incluindo a avaliação de modelos experimentais de glaucoma em ruminantes. No entanto, a dependência de uma córnea clara e regular e a sua leitura máxima de 5 na escala (o que equivale a uma medição máxima da PIO de cerca de 50 mmHg) limitam a sua utilidade na prática clínica veterinária.

v) Mackay-Marg & Tono-Pen (Reichert)

Estes tonómetros de aplanação electrónicos de força variável funcionam com a mesma premissa básica que os outros tonómetros de aplanação - determinar a força necessária para aplanar uma determinada área da córnea. (Acosta et al 2007) Contudo, o "ponto final" da aplanação é detectado electromecanicamente, em vez de opticamente. Em ambos os tonómetros, um pequeno êmbolo central (11,5 mm de diâmetro) sobressai ligeiramente para além de uma placa circular plana.
Em ambos os casos, a deslocação do êmbolo central é detectada por um transdutor, que converte a deslocação num sinal elétrico. O tonómetro Mackay-Marg regista este sinal num gráfico em papel, a partir do qual o operador calcula a PIO. Em contrapartida, um microprocessador na Tono-Pen calcula automaticamente uma PIO média e fornece uma leitura digital num ecrã LCD. Durante várias décadas, este tipo de tonómetro foi o mais utilizado em oftalmologia veterinária. Atualmente, o Mackay-Marg foi largamente ultrapassado pelo Tono-Pen Vet / Tono-Pen XL/ Tono-Pen Vet (Acosta 2007).
O êmbolo central da ponta de sonda Mackay-Marg tem 1,5 mm de diâmetro, tal como o da Tono-Pen original. A ponta de sonda do Tono-Pen XL, Tono-Pen Vet e Tono-Pen Avia foi reduzida para 1,02 mm de diâmetro, o que pode ter contribuído para a redução da precisão destas últimas versões em relação aos tonómetros Tono-Pen e Mackay-Marg originais.

Utilização prática:

i. Antes da primeira utilização do dia, ambos os tonómetros requerem calibração por meio da gravidade (apontando a ponta da sonda para baixo e depois para cima). Infelizmente, no caso do Tono-Pen não existe uma forma fácil de verificar se o processo de calibração interna está correto (isto tem de ser feito pelo fabricantes)

ii. É aplicado anestésico tópico antes da utilização destes tonómetros (as medições da PIO são geralmente cerca de 2 mmHg mais elevadas se não for aplicado anestésico)

iii. É colocada uma cobertura de ponta de látex descartável e higienizada sobre a sonda.

iv. A ponta do tonómetro é tocada suavemente contra a córnea, com a sonda dirigida perpendicularmente à superfície da córnea.

v. Para o tonómetro Mackay-Marg, as fases de aplanação reflectem-se na forma do traçado. (Acosta 2007)

Quando o êmbolo central entra em contacto com a córnea, a PIO e a elasticidade da córnea empurram-no para trás. Durante esta fase, é registado um traço de subida acentuada. Quando o êmbolo deixa de sobressair (ou seja, a placa de apoio circundante entra em contacto e aplana a córnea), a força é retirada do êmbolo, o que resulta numa ligeira "descida" do traço. À medida que o êmbolo e a placa para os pés continuam a ser pressionados mais para dentro da córnea, ocorre uma ligeira indentação, resultando numa elevação da PIO. Observa-se então uma nova subida do traçado. O "mergulho" tende a ser mais um planalto do que um vale distinto em olhos com menor rigidez ocular (por exemplo, cão e gato, em comparação com cavalo e humano)

vi. Para a Tono-Pen, cada medição requer várias aplainações.

Ouve-se um "clique" audível sempre que se consegue uma aplanação aceitável. O microprocessador interno monitoriza os dados e calcula automaticamente uma PIO média a partir de várias (3-6) leituras aceitáveis e fornece uma leitura digital num visor LCD, alertando o utilizador com um "bip" audível. O dispositivo também fornece uma estimativa da variabilidade entre leituras, com desvios padrão indicados entre 5-20%. É preferível um desvio padrão <5% e apenas as leituras com um desvio <10% devem ser consideradas aceitáveis.

vii. O intervalo de medição da PIO para todas as Tono-Pens é de 5-80 mmHg, com exceção da Tono-Pen Avia (para a qual o intervalo de medição está indicado como 5-55 mmHg).

A Tono-Pen Avia, que não foi validada em animais, é, por conseguinte, menos adequada para detetar a vasta gama de PIOs encontrada em pacientes veterinários.

O Mackay-Marg é altamente exato em cães e gatos, subestimando apenas ligeiramente a PIO. A Tono-Pen é precisa em toda a gama fisiológica normal da PIO, mas é menos precisa em PIO elevada (em que subestima significativamente o valor real) e em PIO baixa (em que tende a sobrestimar o valor real). Pode ser difícil obter leituras consistentes em olhos muito moles e a sua utilidade é limitada quando a PIO é inferior a 5 mmHg. Existe uma subestimação sistemática e muito significativa da PIO pelo Tono-Pen XL em gatos (McLellan, 2012).

A medição da PIO através de uma lente de contacto macia terapêutica utilizando a tonometria de aplanação (Mackay-Marg ou Tono-Pen) teve pouco efeito nas leituras da PIO em cães, e a precisão destas

Os tonómetros electrónicos parecem ser menos afectados por doenças da córnea, incluindo irregularidades e cicatrizes, do que outros tipos de tonómetros. Ao contrário da tonometria de indentação, a subestimação da PIO é considerada improvável. Assim, sugere-se que seja registada a leitura fiável mais baixa.

A viscosidade da película lacrimal, particularmente após a aplicação de metilcelulose, por exemplo, para gonioscopia, pode ter um impacto significativo na medição da PIO, aumentando as leituras da PIO em mais de 25%, com esta técnica. Este problema pode ser ultrapassado através de uma lavagem completa.

C) Tonómetros de ressalto

Também conhecidos como tonómetros de indução-impacto

Uma sonda de metal magnetizada, leve e descartável, com uma ponta coberta de plástico, é projectada em direção à córnea.

O pino deve ser direcionado horizontalmente (<25° do eixo horizontal) a uma distância de 4-8 mm da córnea axial.

O solenoide detecta a velocidade de ressalto (desaceleração) após um breve contacto com a córnea

As caraterísticas do movimento da sonda estão relacionadas com a "dureza" do globo (uma vez que a sonda se desprenderá de um olho mole menos rapidamente do que de um olho duro) e estas caraterísticas foram calibradas para permitir medições da PIO específicas para cada espécie (Kontiola, 2000).

i) O tonómetro TonoVet foi calibrado para medir a PIO em gatos e cães (="d"); em cavalos (="h") e pode ser utilizado noutras espécies (outras ="p"). (Knollinger, 2005)

ii) O tonómetro TonoLab utiliza os mesmos princípios para medir a PIO em roedores de laboratório.

iii) O tonómetro I-Care está calibrado para utilização em seres humanos (tal como o recentemente introduzido "RTONE", concebido para auto-tonometria em pacientes humanos)

Obtêm-se 6 leituras consecutivas e apresenta-se a média. O visor indica também a espécie de calibração utilizada, por exemplo, "d", e indica o grau de variação entre leituras através de uma visualização fixa ou intermitente com uma barra na parte inferior (aceitável) ou de uma visualização intermitente com uma barra no meio ou no topo (variação inaceitável).

O dispositivo detecta problemas de movimento da sonda (por exemplo, se estiver dobrada ou suja) ou de desalinhamento e rejeita estas medições individuais. Até 10 medições anteriores da média da PIO são automaticamente guardadas e podem ser revistas.

Embora o dispositivo tenha demonstrado ter uma boa exatidão e precisão numa série de espécies, existe uma maior variabilidade.

A precisão da medição é afetada pela viscosidade da película lacrimal e é provavelmente afetada pela espessura da córnea em córneas edematosas (Salvetat, 2011).

2.4.2.4 Tonometria sem contacto

O tonómetro de sopro de ar continua a ser amplamente utilizado como ferramenta de rastreio em pacientes de optometria humana, uma vez que não requer conhecimentos técnicos para a sua realização.

Essencialmente, a técnica é uma forma de tonometria de aplanação que utiliza um sopro de ar para "tocar" e aplanar a córnea, resultando num aumento da reflexão da luz a partir da área aplanada.

É menos preciso do que o tonómetro de aplanação de Goldmann (referido anteriormente) e só é fiável dentro dos limites normais da PIO.

É necessária uma cooperação e fixação consideráveis do doente para evitar flutuações da PIO que possam afetar significativamente a validade das estimativas da PIO.

Estes dispositivos são normalmente grandes e dispendiosos e requerem calibração frequente, não tendo sido amplamente adoptados em oftalmologia comparativa.

2.4.2.5 Outras formas de tonometria

i) Tonometria de contorno dinâmica

A DCT representa uma nova tecnologia que mede a PIO de forma não invasiva, sem ser afetada pelas caraterísticas estruturais da córnea e da esclera.

O dispositivo também é capaz de medir a pulsatilidade ocular, que é considerada um indicador indireto da perfusão vascular da coroideia.

Um sensor de pressão piezo-resistivo obtém rapidamente várias leituras de pressão sem entalhar ou deformar a córnea. O contorno da base curva circundante foi concebido para se assemelhar à curvatura da córnea humana.

Esta conceção "específica para humanos", combinada com a duração do registo de 5 segundos e a necessidade de montar o tonómetro numa lâmpada de fenda montada numa mesa, significa provavelmente que o instrumento terá uma aplicação limitada no tratamento clínico do glaucoma em pacientes veterinários. (Kanngiesser, 2005)

ii) Analisador de resposta ocular (ORA)

Há muito que se reconhece a influência da espessura central da córnea (CCT) em muitas formas de tonometria, bem como os efeitos potencialmente confusos de outras propriedades biomecânicas da córnea (por exemplo, "elasticidade") na medição da PIO.

Até há pouco tempo, apenas a CCT podia ser quantificada.

O ORA da Reichert é um tipo de tonómetro de aplanação sem contacto baseado num sopro de ar e num mecanismo electro-ótico.

Um impulso de ar colimado e doseado com precisão aplana a córnea e depois desliga-se.

A córnea volta à sua forma normal, passando primeiro por outro estado de aplanação (semelhante ao processo que ocorre durante a tonometria de Mackay-Marg). O amortecimento dos eventos de aplanação pelas propriedades viscoelásticas da córnea resulta num desfasamento dos eventos de aplanação, resultando em dois valores de pressão diferentes. A diferença entre a "pressão de aplanação 1" (correspondente ao momento do pico do sinal de "entrada") e a "pressão de aplanação 2" mais baixa (correspondente ao pico do sinal de "saída") representa a histerese da córnea.

Ao compensar as propriedades biomecânicas da córnea, é possível obter medições da PIO altamente reprodutíveis. (McLellan, consultado em 2014)

iii) "Tonometria "através da tampa

Estes tonómetros destinam-se a permitir a monitorização da PIO "em casa" por doentes com glaucoma humano. No entanto, a sua exatidão e reprodutibilidade são questionáveis.

O monitor de pressão ocular Proview é um dispositivo de compressão por mola calibrado, originalmente, em milímetros de mercúrio, em relação a um tonómetro Goldmann. É constituído por uma sonda com um aplicador plano do mesmo diâmetro que o tonómetro de Goldmann.

O Proview utiliza um teste psicofísico baseado no fenómeno entóptico dos fosfenos de pressão, uma sensação de luz provocada por estímulos não fóticos, para avaliar a PIO.

Pensa-se que a base do seu funcionamento segue (vagamente) a lei de Imbert-Fick: a perceção de um fosfeno ocorre quando a retina é deformada, o que acontece com a aplicação de uma força numa determinada área, que pode então ser relacionada com a pressão. O pressuposto é que a geração de fosfenos está correlacionada com a PIO: a pressão limite para criar uma mancha de fosfeno deve fornecer uma indicação da PIO.

A exatidão e a reprodutibilidade dependem muito do posicionamento.

Se um doente continuar a aplicar uma força depois de o fosfeno ser observado, o tonómetro apresenta a pressão máxima aplicada e não a pressão à qual o fosfeno foi gerado.

iv) O tonómetro Diaton também mede a PIO através da pálpebra.

O princípio de medição baseia-se na aceleração de uma haste em queda livre com um peso conhecido e na sua interação com a superfície ocular elástica através da pálpebra.

Este tonómetro tende a subestimar a PIO

v) Monitorização contínua da PIO por telemetria

Foi experimentado numa série de espécies, incluindo cães, gatos e coelhos.

Os dispositivos de deteção da pressão incluem dispositivos montados em lentes de contacto, implantes na esclera e dispositivos intra-oculares inseridos na câmara anterior ou como lentes intra-oculares.

Infelizmente, até à data, estas medidas têm sido geralmente decepcionantes e só funcionaram a curto prazo, sendo necessário um maior aperfeiçoamento (McLellan, recuperado em 2014)

2.4.2.6 Tonografia:

Envolve a tonometria contínua durante 2-4 minutos, para fornecer uma estimativa da facilidade de escoamento do humor aquoso da câmara anterior através da malha trabecular. A força aplicada pelo tonómetro aumenta o fluxo de saída do humor aquoso e o declínio resultante da PIO ao longo do tempo é registado.

Pressupostos

O fluxo de humor aquoso é constante em todos os momentos

Que a taxa de formação do humor aquoso não é afetada pela tonografia

O aumento da facilidade de escoamento aquoso é constante durante a tonografia

Não há alterações no volume sanguíneo do trato uveal

O olho está num estado estável

A facilidade de escoamento aquoso pode ser calculada com base numa fórmula simplificada e em tabelas normalizadas aplicadas: C=Vc /T (Ptav - Po)

Sendo C= o coeficiente da instalação de escoamento aquoso

Vc = variação do volume ocular

T = tempo

Ptav = PIO média

Po = PIO antes da colocação da sonda tonométrica

Aplicação prática:

É necessária uma sedação intensa ou anestesia geral nos animais para garantir a imobilização do olho durante todo o procedimento. É necessário ter o cuidado de assegurar que o protocolo de sedação escolhido não tem um impacto significativo na perfusão ocular e na PIO.

Pode ser utilizado um tonógrafo de indentação de Schiotz (que é bastante complicado e difícil de utilizar) ou um tonómetro de aplanação Pneumotonograph.

É aplicado um anestésico tópico e, se necessário, são efectuados bloqueios do nervo palpebral para evitar o pestanejar.

O tonómetro é aplicado continuamente durante 2 a 4 minutos. Tanto o olho como o tonómetro devem permanecer estáveis durante o procedimento.

Embora se tenha demonstrado que a facilidade de escoamento está reduzida em cães e humanos com glaucoma, não existe uma distinção clara entre a população glaucomatosa e a população normal que possa ser feita apenas com base na facilidade de escoamento tonográfico.

O verdadeiro valor da técnica reside na análise da resposta a medicamentos para baixar a PIO. (McLellan, consultado em 2014)

2.4.3 Gonioscopia

A gonioscopia permite a observação direta do ângulo iridocorneano (ligamento pectinado e ângulo de drenagem entre a íris e a córnea) na câmara anterior, através da utilização de lentes gonioscópicas (Franklin, Koeppe ou Barkan). Para além da deteção de corpos estranhos, tumores ou exsudado no ângulo iridocorneano, este exame é crucial para um diagnóstico fiável em doentes com suspeita de glaucoma.

São efectuados exames de rotina em raças de cães com incidências frequentes de glaucoma devido a goniodisgenesia, como o basset hound. O exame é efectuado sob anestesia tópica e com uma contenção firme. Nalguns animais é necessária sedação. O goniolens é cuidadosamente posicionado na córnea e o espaço entre a lente e a córnea é preenchido com metilcelulose a 1% (lente de Franklin e Koeppe, soro fisiológico com a lente de Barkan). O ângulo iridocorneano é examinado no que respeita à largura, ao estado do ligamento pectinado, às zonas pigmentares interna e externa e à malha trabecular externa. A classificação clínica dos glaucomas (ângulo aberto, ângulo fechado) e a decisão de utilizar tratamento médico ou cirúrgico baseiam-se nos achados gonioscópicos. (Gelatt, 2014).

2.5 UTILIZAÇÃO DE TESTES DE DIAGNÓSTICO EM DOENÇAS OCULARES

2.5.1 Teste de lágrimas de Schirmer

O teste da lágrima de Schirmer é o primeiro teste de diagnóstico a ser efectuado durante o exame, e deve ser feito antes de instilar quaisquer medicamentos, colírio ou anestésico tópico no olho. O teste de lágrimas de Schirmer mede o lacrimejar basal, bem como o lacrimejar reflexo devido à irritação da própria tira de teste. Os valores normais do teste de lágrimas de Schirmer para o cão são 20 ± 5 mm/min. É importante perceber que as leituras do teste de lágrimas de Schirmer no gato podem ser extremamente variáveis, pelo que valores baixos sem sinais clínicos devem ser interpretados com cautela. As tiras mais convenientes são fornecidas em embalagens de plástico individuais e têm uma escala milimétrica impressa, bem como uma barra colorida que se move com o bordo de ataque da película lacrimal à medida que esta progride na tira, tornando a interpretação rápida e simples. A extremidade das tiras deve ser dobrada num ângulo de 90 graus no entalhe pré-cortado enquanto as tiras ainda estão na embalagem. É melhor evitar tocar nas tiras, pois a oleosidade da pele pode afetar os resultados do teste. Em seguida, puxe suavemente a pálpebra inferior para baixo e coloque a tira no fórnix conjuntival inferior médio. Se houver algum problema em manter a tira no lugar, exercer uma ligeira tensão no canto lateral para ajudar a tira a manter-se firmemente no lugar. A tira deve ser deixada no local durante um minuto inteiro e os resultados devem ser registados. (Gelatt e Mackay,1998)

2.5.2 Coloração com fluoresceína

A coloração com fluoresceína é uma ferramenta de diagnóstico importante na deteção de ulcerações da córnea. O corante de fluoresceína não penetra no epitélio corneano lipofílico normal e, numa córnea normal, será completamente irrigado com colírio após a instilação. Quando existe um defeito no epitélio superficial, o corante é retido pelo estroma hidrofílico e facilmente visualizado com iluminação tradicional ou, de preferência, com uma luz azul-cobalto disponível na maioria dos oftalmoscópios diretos. A forma mais comum de corante de fluoresceína é uma tira de papel seca e impregnada. Em primeiro lugar, a tira deve ser retirada da embalagem esterilizada e humedecida com algumas gotas de colírio. Em seguida, manter a fissura palpebral aberta e colocar a tira sobre o olho, permitindo que uma gota de corante caia sobre a superfície da córnea. Em alternativa, pode tocar com a tira humedecida na conjuntiva bulbar como forma de instilar o corante de fluoresceína. No entanto, é preciso ter cuidado para não tocar na córnea durante este procedimento. Embora o toque inadvertido na córnea não cause danos, pode levar a uma área focal de captação de corante que pode ser difícil de interpretar e resultar no diagnóstico incorreto de uma úlcera da córnea. Depois de instilar a fluoresceína, irrigar a superfície ocular com colírio para remover o excesso de corante. É importante irrigar adequadamente para remover todo o excesso de corante, bem como os fios de muco que podem aderir à córnea e dificultar a interpretação. Em animais de estimação com úlceras estromais anteriores que cicatrizaram e formaram pequenas depressões na córnea (facetas da córnea), é comum que a tensão superficial faça com que o corante se acumule nessas depressões, assemelhando-se a uma úlcera da córnea. Uma irrigação adequada ajudará a evitar estes resultados falsos positivos; mesmo com uma irrigação abundante, a fluoresceína não pode ser enxaguada de uma verdadeira úlcera da córnea. Ao avaliar uma úlcera corneana estromal profunda, uma laceração ou uma descemetocele que possa ter perfurado, pode ser efectuado o teste de Seidel para avaliar a fuga de humor aquoso. Neste teste, a tira de fluoresceína é ligeiramente humedecida e o corante concentrado na tira é utilizado para "pintar" suavemente a lesão. O corante terá uma cor laranja intensa nesta forma concentrada e, se houver uma fuga ativa de humor aquoso, notar-se-á um pequeno rio verde onde o fluido aquoso está a diluir o corante. O teste de Jones envolve a avaliação das narinas externas após a instilação do corante de fluoresceína. O aparecimento do corante nas narinas em poucos minutos confirma a patência do sistema nasolacrimal. É importante notar, no entanto, que a ausência de corante de fluoresceína nas narinas externas não implica necessariamente a presença de uma obstrução ou anomalia, podendo ocorrer em animais de estimação normais. (Gelatt e Mackay, 1998)

2.5.3 Obtenção de amostras citológicas

É frequentemente útil obter amostras citológicas de lesões da córnea e da conjuntiva. Um excelente instrumento para o efeito é a espátula de platina de Kimura, que é uma espátula fina e maleável que permite a recolha simples de amostras da córnea e da conjuntiva. Uma vez que este instrumento não se encontra frequentemente disponível na prática geral, a extremidade sem corte do cabo de uma lâmina de bisturi n.º 15 também funciona bem. Basta retirar uma lâmina da sua embalagem de folha de alumínio estéril e voltar a introduzir a extremidade da lâmina na folha de alumínio, expondo a extremidade oposta da lâmina. Isto proporciona um instrumento atraumático estéril para a colheita de amostras citológicas. A obtenção de amostras é relativamente simples. Com um assistente a segurar o doente, a citologia conjuntival pode ser obtida através de uma retropulsão suave do globo ocular, o que elevará o nictório e permitirá um acesso fácil à conjuntiva do nictório, bem como à palpebra. Ao efetuar uma raspagem da córnea, a mão deve apoiar-se suavemente na cabeça ou no nariz do doente. Isto assegura que, se o doente se mover durante a colheita de amostras, o instrumento e a mão se moverão com a cabeça do doente, evitando traumas iatrogénicos na córnea ou na conjuntiva. (Welch, 2007).

2.6 TÉCNICAS ESPECIAIS DE EXAME

2.6.1 Lâmpada de fenda

A lâmpada de fenda fornece uma iluminação oblíqua para o exame do segmento anterior do olho, principalmente da córnea e do cristalino. Oferece vantagens na deteção de opacidades corneanas diminutas e

localização exacta das alterações do cristalino. É comummente utilizado um biomicroscópio binocular de lâmpada de fenda com opções de ampliação ajustável de 5-40 vezes e um filtro de cobalto para realçar as alterações no teste de fluoresceína. O seu preço de aquisição relativamente elevado pode ser um fator limitativo para a clínica geral. O cristalino também pode ser examinado por oftalmoscopia direta (abertura de feixe de fenda) em iluminação direta e oblíqua para detetar a presença de pigmentos, aderências, opacidades ou a posição do cristalino (subluxação ou luxação).

2.6.2 Electroretinografia

A electrorretinografia (ERG) regista os potenciais eléctricos que surgem na retina após estimulação luminosa com diferentes intensidades de luz, comprimentos de onda e duração da exposição. O electrorretinograma representa a atividade composta de milhões de células da retina, que se estende desde o epitélio pigmentar até à camada nuclear interna. É utilizado para estudos da função da retina (não da função visual) e para a deteção de fases iniciais da degenerescência progressiva da retina (a PRA), antes de as alterações da retina poderem ser observadas por oftalmoscopia. O ERG é utilizado por rotina em programas de rastreio genético de doenças oculares hereditárias, antes da extração de cataratas hipermaturadas do cristalino e no diagnóstico da degenerescência súbita adquirida da retina (SARD) e das PRAs. O equipamento ERG é financeiramente bastante pretensioso e a interpretação de os registos requerem um elevado nível de experiência. (McLellan, consultado em 2014)

2.7 DOENÇAS OFTÁLMICAS COMUNS E TRATAMENTO

2.7.1 Doenças da órbita e do globo terrestre

As doenças orbitais não são invulgares no cão. A proximidade da cavidade oral e nasal, das raízes dentárias e dos seios paranasais torna as estruturas orbitais susceptíveis a processos patológicos que se estendem a partir de qualquer uma destas cavidades através da parede orbital. O cão tem uma órbita óssea incompleta. O rebordo orbital é constituído por osso em cerca de quatro quintos da sua circunferência e é completada lateralmente pelo ligamento orbital. O restante da órbita é delimitado apenas por osso; portanto, a entrada cirúrgica no espaço orbital é feita através da fissura palpebral ou de sua parede dorsolateral caudal fibrosa e muscular. O teto, o pavimento e a parede lateral da órbita são formados pelos músculos periorbitais e temporais, masseter e pterigoide medial da mastigação e pela glândula salivar zigomática. Além disso, através destes tecidos moles circundantes, o conteúdo orbital é relativamente suscetível a traumas penetrantes (Bernhard e Simon 2013).

Os sinais clínicos da doença orbital são relativamente inespecíficos no que respeita à etiologia. As doenças orbitárias resultam em: (1) volume orbital alterado; (2) função prejudicada das estruturas orbitais; ou (3) ambos. As alterações inflamatórias na órbita são geralmente acompanhadas de dor, especialmente aquando da retropulsão do globo e da abertura da boca (Gelatt, 2013).

2.7.1.1 Exoftalmia versus Enoftalmia

As alterações no volume orbital manifestam-se como exoftalmia ou enoftalmia, dependendo do facto de o volume orbital ter aumentado ou diminuído, respetivamente, e são influenciadas pela localização específica das alterações tecidulares na órbita. Os aumentos difusos do volume orbital, ou as lesões de massa localizadas no interior do cone muscular atrás do globo, deslocam normalmente o globo diretamente para a frente. As lesões focais fora do cone muscular, numa posição mais nasal, temporal, inferior ou superior em relação ao globo, deslocam ou rodam o globo fora do eixo numa direção oposta à da lesão em massa. Estas alterações, muitas vezes subtis, podem ajudar a localizar a lesão dentro da órbita e auxiliar no planeamento de uma abordagem para aquisição de biópsia e/ou exploração cirúrgica. (Gelatt, 2000)

O grau de exoftalmia ou enoftalmia é geralmente estimado através da determinação da posição da córnea axial relativamente ao ligamento orbital e ao outro olho, tanto à distância como de cima. O exoftalmo pode ser medido diretamente com um exoftalmómetro Luedde ou Hertel, mas estes instrumentos não têm sido utilizados em oftalmologia veterinária. A protracção da membrana nictitante no cão resulta da contração dos músculos *retractores* do olho, com o consequente deslocamento para a frente da gordura orbital para empurrar a sua base para fora. Uma protrusão passiva da membrana nictitante pode acompanhar o aumento do volume orbital. Por outro lado, com qualquer diminuição do volume e/ou fibrose orbital, ocorre uma protrusão passiva da membrana nictitante devido ao enoftalmo. (Gelatt, 2014)

2.7.1.2 Quistos orbitais

Os quistos orbitais são raros no cão. Foi descrito um cisto dermoide retrobulbar em um Dachshund, contendo um fluido viscoso amarelado e longos pêlos pretos. No exame histopatológico, a parede do quisto era constituída por um epitélio escamoso queratinizado. Excisão cirúrgica é recomendado (Gelatt, 2013)

2.7.1.3 Neoplasia orbital

Os tumores representam o grupo mais comum de doenças orbitais em cães idosos. Os tumores primários podem surgir de qualquer tecido orbital, e as neoplasias secundárias invadem a órbita a partir de estruturas adjacentes ou metastizam para a órbita a partir de locais distantes. Em geral, as neoplasias da órbita ocorrem em animais mais velhos. Cerca de 90% de todos os tumores orbitais são malignos, o que resulta num prognóstico reservado a mau na maioria dos doentes. Dependendo da localização, os tumores orbitais causam exoftalmia ou enoftalmia lentamente progressiva e unilateral, com deslocamento e indentação variáveis do globo. A protrusão nictitans está presente e a retropulsão do globo é reduzida ou impossível. A neoplasia orbital bilateral parece ser extremamente rara. Ao contrário das doenças inflamatórias da órbita, as neoplasias tendem a não ser dolorosas. No entanto, o diagnóstico de neoplasia orbitária não pode ser feito de forma fiável com base apenas nos sinais clínicos. A visão pode ser mantida mesmo em casos crónicos, dependendo do nível de pressão ou tração no nervo ótico, mas os tumores que surgem do nervo ótico ou das suas meninges causam cegueira numa fase precoce. As extensões orbitais por tumores nasossinusais podem causar epistaxe, alteração dos tons de percussão e dor à palpação e/ou percussão das cavidades nasossinusais, e uma diminuição ou ausência de fluxo de ar através do nariz. (Gelatt, 2014)

2.7.1.4 Proptose traumática

A proptose traumática resulta de uma deslocação súbita do globo ocular para a frente, com aprisionamento simultâneo das pálpebras atrás do equador. Este aprisionamento das pálpebras impede o reposicionamento espontâneo do globo. A proptose deve ser diferenciada do exoftalmo, em que as margens das pálpebras permanecem numa posição fisiológica. A proptose do globo é uma verdadeira emergência oftalmológica, que requer uma avaliação rápida da situação, bem como uma terapêutica médica e cirúrgica imediata.

O prognóstico para a visão é de reservado a mau, em geral, e depende da extensão dos danos nos tecidos (peri)oculares. (Bernhard e Simon, 2013)

2.7.1.5 Cirurgia do globo e da órbita

As cirurgias orbitais incluem: (a) enucleação (remoção do globo)

(b) exenteração (remoção da conjuntiva, da periorbita, dos músculos extra-oculares e do globo)

(c) prótese orbital [implantação de esferas de silicone ou de metacrilato de metilo no globo orbital (extra-escleral) ou eviscerado (intra-escleral)]

(d) orbitotomia e orbitectomia (utilizadas para explorar a órbita, efetuar biopsias e excisar massas orbitais). Destas cirurgias orbitais, o procedimento de enucleação é mais frequentemente utilizado pelo médico de clínica geral e de pequenos animais. As outras operações são mais difíceis e são geralmente efectuadas pelo oftalmologista veterinário. (Gelatt, 2005)

A) Enucleação

A enucleação é a cirurgia orbital mais comum efectuada em animais. A remoção do globo está indicada em qualquer caso que envolva olhos cegos e dolorosos (por exemplo, glaucoma incontrolável, endoftalmite, traumatismo ocular grave com hemorragia). Está também indicada para o tratamento de tumores intra-oculares não passíveis de outras formas de tratamento cirúrgico ou médico.

Foram descritas três técnicas diferentes de enucleação:

1. O procedimento mais frequente para pequenos animais é o procedimento subconjuntival, em que a incisão primária começa na conjuntiva limbo-bulbar.
2. O segundo procedimento mais frequente é a abordagem subpalpebral, que é frequentemente utilizada em animais de grande porte.
3. A terceira abordagem é uma técnica sub-bulbar modificada em que os tecidos orbitais são acedidos através do canto lateral e das pálpebras.

Tanto a abordagem lateral como a transpalpebral têm a vantagem de minimizar a exposição intraoperatória da órbita a contaminantes da superfície ocular e são utilizadas em doentes com infecções activas da superfície ocular. (Gelatt, 2014)

B) Exenteração

A exenteração envolve a remoção da conjuntiva, da periorbita, dos músculos extra-oculares e do globo (todo o conteúdo orbital). No caso de um tumor orbital, a exenteração pode ser alargada para envolver todo o conteúdo orbital, incluindo o periósteo. É utilizada uma abordagem transpalpebral, em que as pálpebras são suturadas num padrão contínuo. É efectuada uma incisão à volta da fissura palpebral e a cerca de 5 mm das margens das pálpebras. A dissecção é então avançada

caudalmente através do orbicularis oculi e da fáscia orbital em direção ao bordo orbital, envolvendo todos os músculos extra-oculares, o globo, a conjuntiva, a membrana nictitante e a glândula lacrimal. Se necessário, os restantes tecidos conjuntivos orbitais e a gordura podem ser excisados.

O encerramento do subcutâneo e da pele é efectuado por rotina, tal como descrito para a enucleação.

A depressão orbital é mais marcada após a exenteração do que após a enucleação devido à perda total dos tecidos orbitais. Como resultado, a malha de prolene ou Dacron pode ser ancorada ao rebordo orbital para evitar uma depressão inestética. (Gelatt, 2000)

2.7.2 As pálpebras

As pálpebras são constituídas por quatro partes: 1) a pele exterior, muito fina e móvel; 2) o músculo orbicular do olho, forte e envolvente, ancorado no canto medial; 3) o tarso fibroso, fino e pouco desenvolvido, que contém as glândulas sebáceas de Meibom e fixa a pálpebra ao rebordo orbital ósseo; e 4) a conjuntiva palpebral, fina e flexível, que se prolonga até ao fórnix conjuntival ou ao cúlmen conjuntival. As perturbações das pálpebras podem estar associadas a anomalias faciais e orbitais, a raças específicas e a doenças cutâneas associadas, bem como a muitas doenças sistémicas. (Whelan, 2005)

2.7.2.1 Entrópio

Trata-se de uma inversão da totalidade ou de parte das margens das pálpebras que pode envolver uma ou ambas as pálpebras e os cantos. É o defeito hereditário mais frequente das pálpebras em muitas raças caninas e ovinas e pode também seguir-se à formação de cicatrizes e a um blefaroespasmo grave devido a dor ocular ou periocular. A inversão dos cílios (ou pestanas) ou dos pêlos faciais causa mais desconforto, irritação conjuntival e da córnea e, se for prolongada, cicatrizes na córnea, pigmentação e possivelmente ulceração. O entrópio espástico precoce pode ser revertido se a causa que o provocou for rapidamente removida ou se a dor for aliviada através do afastamento dos pêlos da pálpebra do olho com suturas de colchão na pálpebra, através de injecções subcutâneas (por exemplo, de penicilina procaína) na pálpebra adjacente ao entrópio, ou através de bloqueios do nervo palpebral. Podem ser utilizadas suturas temporárias ou agrafos cirúrgicos deixados no local durante 2-3 semanas para tratar o entrópio em cachorros muito jovens. O entrópio estabelecido geralmente requer correção cirúrgica. (Whelan, 2005)

Procedimentos cirúrgicos

Estão disponíveis muitos métodos e variações para a correção dos diferentes tipos de entrópio. Os casos complicados de entrópio, tais como combinações de entrópio das pálpebras superior e inferior, entrópio medial e combinações com lesões graves da córnea (por exemplo, úlcera, pigmentação da córnea) requerem mais competências cirúrgicas e experiência, sendo melhor encaminhados para um oftalmologista veterinário.

O procedimento de Celsus-Hotz e as suas modificações são atualmente as técnicas cirúrgicas básicas para o tratamento da maioria dos tipos de entrópio. Este procedimento e as suas modificações proporcionam resultados consistentes e benéficos. Os procedimentos da pálpebra em cães devem ter em conta o facto de esta espécie não possuir a placa tarsal e o ligamento cantal lateral bem desenvolvido que estão presentes nos seres humanos. Muitas vezes, a presença de enoftalmo pode complicar ainda mais a correção do entrópio, uma vez que o contacto pálpebra-córnea no cão parece ser essencial para a função e forma da pálpebra. O procedimento de Celsus-Hotz e as suas modificações têm várias caraterísticas que requerem consideração. A correção cirúrgica tem de ser feita perto da margem da pálpebra para conseguir a rotação externa da margem da pálpebra, de modo a que a transição escamosa da margem externa da pálpebra deixe de contactar a córnea. Esta faixa remanescente da margem palpebral deve ser suficientemente larga para acomodar as suturas que asseguram a aposição da ferida cirúrgica. O tratamento do entrópio cantal lateral em cães de raças grandes é complicado pelas dobras excessivas da pele facial, bem como pelas orelhas grandes e pesadas que distorcem as fissuras palpebrais, as pálpebras e o canto lateral. (Frans e Alexandra, 2013)

2.7.2.2 Ectropiona

Trata-se de uma margem da pálpebra frouxa e evertida, geralmente com uma grande fissura palpebral e pálpebras alongadas. É uma anomalia de conformação bilateral comum numa série de raças de cães, incluindo o Bloodhound, o Bull Mastiff, o Dogue Alemão, o Terra Nova, o São Bernardo e várias raças de Spaniel. As cicatrizes de contração na pálpebra ou a paralisia do nervo facial podem produzir ectrópio unilateral em qualquer espécie. A exposição da conjuntiva a irritantes ambientais e a infeção bacteriana secundária podem resultar em conjuntivite crónica ou recorrente. As preparações tópicas de antibióticos-corticosteróides podem controlar temporariamente as infecções intermitentes, mas os procedimentos cirúrgicos de encurtamento da pálpebra são frequentemente indicados. Os casos ligeiros podem ser controlados através de lavagens repetidas e periódicas com soluções descongestionantes ligeiras. (Gelatt, 2005)

Procedimento cirúrgico

Se o defeito for ligeiro, não é necessário qualquer tratamento para além da irrigação dos olhos após o regresso dos passeios e da aplicação de uma pomada ou solução oftálmica neutra e lubrificante, especialmente em cães jovens cujas cabeças ainda não atingiram o tamanho adulto. A correção cirúrgica do ectrópio é recomendada quando se verifica uma doença oftálmica secundária crónica ou grave. A cirurgia deve tentar proporcionar um comprimento relativamente normal da pálpebra inferior e uma aposição adequada à córnea. Deve ser evitada a sobrecorrecção. Como a maioria dos pacientes caninos tem uma combinação de ectrópio e uma fissura palpebral de grandes dimensões, os diferentes procedimentos cirúrgicos para o ectrópio encurtam e fortalecem principalmente a pálpebra, e como o canto medial é relativamente fixo e mais complicado pela presença dos canais lacrimais e da membrana nictitante, a maioria dos procedimentos cirúrgicos para o ectrópio e o macroblefaro envolve a pálpebra inferior lateral e o canto. Em geral, os procedimentos de Blaskovic ou similares são usados para ectrópio moderado a grave das pálpebras inferiores, e os procedimentos de tarsorrafia permanente de redução de fissuras palpebrais simples para fissuras palpebrais distintas e de grandes dimensões. (Gelatt, 2014)

2.7.2.3 Lagoftalmo

Trata-se de uma incapacidade para fechar completamente as pálpebras e proteger a córnea da secura e do trauma. Pode resultar de órbitas extremamente rasas (em raças braquicefálicas), exoftalmia devido a uma lesão orbital que ocupa espaço ou paralisia do nervo facial. Normalmente, ocorrem cicatrizes, pigmentação e ulceração da córnea. A menos que a causa possa ser corrigida, a terapia é a lubrificação tópica frequente e o encurtamento cirúrgico ou o encerramento dos cantos laterais, temporária ou permanentemente. O excesso de dobras cutâneas nasais e de pêlos faciais pode agravar os danos causados pelo lagoftalmo (Whelan, 2005).

Procedimento cirúrgico

Os cães com encerramento incompleto das pálpebras podem ser corrigidos cirurgicamente através da realização de uma cantoplastia lateral. Uma pequena porção da margem da pálpebra é removida e o músculo de cada pálpebra é transposto para formar uma abertura normal, melhorando a eficiência do fecho da pálpebra. Isto permite ao cão proteger a córnea durante o sono. A adição de lágrimas artificiais (especialmente antes de dormir) ajuda a proteger a córnea, mas não corrige o defeito. (Whelan, 2005).

2.7.2.4 Cílios ectópicos/ Distiquíase

As anomalias dos cílios incluem pestanas extra (distichia) ou mal direcionadas na margem da pálpebra. Pode ocorrer epífora, vascularização da córnea, ulceração e cicatrização da córnea. Em muitos casos, os cílios anómalos são muito finos, da mesma cor que o pelo da pálpebra circundante, e não provocam sinais clínicos nem danos. No entanto, os cílios ectópicos que se projetam através da conjuntiva palpebral dorsal podem causar dor profunda. Se a lesão da córnea ou da conjuntiva for causada pelos cílios extra, está indicada a excisão, a cauterização ou a criotermia dos folículos ciliares. As anomalias dos cílios são comuns e provavelmente hereditárias em algumas raças de cães, mas são raras noutras espécies animais. A distiquíase refere-se a pêlos únicos ou múltiplos que surgem da margem livre da pálpebra. Geralmente surgem isoladamente ou com dois ou mais pêlos das aberturas dos ductos meibomianos. Nos cílios ectópicos, o folículo localiza-se 4-6 mm atrás da margem da pálpebra superior, na placa tarsal distal posterior, dentro ou perto da base das glândulas meibomianas. A maioria dos cílios ectópicos afecta a parte central da pálpebra superior. As glândulas meibomianas são folículos pilosos modificados e os distichia podem desenvolver-se a partir de tecido glandular indiferenciado. Em cães afectados com distichia suave, dirigida para longe da córnea, a condição parece ter um significado clínico limitado. No entanto, os pêlos rígidos que roçam a córnea podem irritar e causar lesões. A irritação leva a um aumento do lacrimejo, blefaroespasmo e epífora (Gelatt, 2014)

Procedimento cirúrgico

O método mais popular é a crioterapia aplicada na base dos cílios por baixo da conjuntiva palpebral, na margem da pálpebra. A despigmentação da margem da pálpebra pode ocorrer após a crioterapia, mas normalmente volta a pigmentar-se nos meses seguintes. A distiquíase não é tratada a não ser que surja uma doença da córnea e/ou da conjuntiva. A remoção bem sucedida da distiquíase requer a destruição da base folicular das pálpebras, sem ferir a margem palpebral.

Uma crioterapia inadequada pode resultar na recorrência da distiquia. A pálpebra pode ser evertida com uma pinça de Von Graefe, um calázio ou uma pinça palpebral. A partir da superfície conjuntival palpebral, a área do folículo presumido é excisada *em bloco* com bisturi ou punção de biópsia dérmica, ou destruída por criocirurgia. Os cuidados posteriores consistem em pomada antibiótica tópica quatro vezes por dia durante 7 dias. (Gelatt, 2013)

2.7.2.5 Traumatismo da pálpebra

As lacerações da pálpebra são frequentes em cães pequenos jovens e requerem reparação cirúrgica. Podem ser divididas em parciais e de espessura total, marginais e não marginais, e podem incluir os pontos e canalículos lacrimais. As feridas da pálpebra e do saco conjuntival são frequentemente em ângulo reto. Como as pálpebras são altamente vasculares, geralmente sangram muito, mas isso protege contra isquemia e necrose tecidual. Se o bordo da pálpebra for transeccionado, o defeito alargar-se-á espontaneamente na pálpebra através da contração do músculo orbicular do olho. A cicatrização da pálpebra por segunda intenção pode resultar em fibrose considerável e distorção das pálpebras e da margem da pálpebra, o que pode eventualmente exigir correção cirúrgica. Por conseguinte, as feridas na pálpebra devem ser sempre suturadas diretamente, mesmo que tenham mais de 8 pontos de fixação. Os pêlos ao longo dos bordos da ferida podem ser cortados. Tanto a ferida na pálpebra como a ferida no saco conjuntival devem ser muito bem irrigadas. O desbridamento mecânico da ferida deve ser evitado ou reduzido ao mínimo. As partes soltas (mais de 1 mm), especialmente da margem da pálpebra, não devem ser excisadas, mas sim utilizadas para preencher o defeito. A reposicionamento de pálpebras gravemente traumatizadas geralmente produz melhores resultados pós-operatórios do que a excisão de tecidos da pálpebra ainda aderentes, mas lacerados, e a subsequente blefaroplastia reconstrutiva (Frans e Alexandra, 2013)

Procedimentos cirúrgicos

As suturas na margem da pálpebra devem ter os seus nós externos à borda livre da margem da pálpebra para evitar o contacto com a córnea. Podem ser utilizadas duas camadas de suturas em feridas esterilizadas. A conjuntiva palpebral mais profunda e o tarso podem ser fechados com sutura absorvível simples, contínua, 6-0 a 8-0. Os nós devem ser evitados ou colocados por baixo da conjuntiva. A ferida na margem da pálpebra deve ser colocada de forma muito precisa com uma sutura em forma de oito ou de colchão (apenas em margens de pálpebras espessas). A pele, juntamente com o músculo orbicularis oculi, é fechada com suturas simples, interrompidas, de monofilamento não absorvível 5-0 a 6-0. O material absorvível é utilizado em pacientes agressivos. (Gelatt, 2014)

2.7.2.6 Blefarite (inflamação das pálpebras)

Isto pode resultar da extensão de uma dermatite generalizada, conjuntivite, infecções glandulares locais ou agentes irritantes, como óleos vegetais ou exposição solar. As pálpebras podem ser o local original de envolvimento de agentes que levam a uma dermatite generalizada. Dermatófitos (todas as espécies) e bactérias como os estafilococos estão frequentemente envolvidos. A junção mucocutânea da pele e da conjuntiva pode ser o local de lesões de doenças imunomediadas, como o pênfigo. Podem ser necessárias raspagens da pele, culturas e biopsias para um diagnóstico exato. As infecções glandulares localizadas podem ser agudas ou crónicas e calázio [glândulas Meibomianas]). Na blefarite generalizada, é frequentemente indicada uma terapêutica sistémica, para além do tratamento tópico. Nos casos agudos, está indicada uma terapêutica de suporte com compressas quentes e limpezas frequentes. Podem ser utilizadas preparações não oftálmicas para tratar as pálpebras, mas é necessário ter cuidado na aplicação para evitar o contacto com a córnea e a conjuntiva e uma possível irritação. (Whelan, 2005).

2.7.2.7 Chalazion

Trata-se de um inchaço firme, geralmente não doloroso, da glândula meibomiana causado pela acumulação de secreções que resulta numa inflamação crónica e numa reação granulomatosa. A inflamação pode predispor a uma infeção estafilocócica e, consequentemente, à formação de um hordéolo. O tratamento é efectuado através de uma incisão com bisturi ao longo do granuloma com curetagem. A pomada antibiótica tópica é administrada durante 7-10 dias após a curetagem. (Frans e Alexandra, 2013)

Procedimento cirúrgico

Na criocirurgia, o efeito destrutivo do congelamento da água intracelular rompe a membrana celular dos tecidos. Em geral, são utilizados dois ciclos de congelação rápida e descongelação lenta e espontânea. Os tecidos são congelados a pelo menos -25 °C através da utilização de dióxido de carbono ou de óxido nitroso. A criocirurgia é utilizada para a destruição de folículos capilares (como na distichia), de tecidos reactivos granulação, ou vários tipos de neoplasia (especialmente em animais de grande porte). A principal vantagem da criocirurgia é a relativa simplicidade e repetibilidade do método. As desvantagens potenciais são o inchaço pós-operatório grave, a despigmentação, que pode ser permanente, e a perda indesejada de tecido normal. (Gelatt, 2000)

2.7.2.8 Neoplasia da pálpebra

As pálpebras dos cães apresentam um grande número de neoplasias diferentes que, felizmente, na sua maioria, são minimamente invasivas a nível local e respondem a procedimentos cirúrgicos bastante conservadores. Não foram relatadas metástases distintas de neoplasias das pálpebras em cães. Os tumores das pálpebras são diferentes das neoplasias conjuntivais, que tendem a ser localmente invasivas e recorrem frequentemente após tentativas de excisão cirúrgica, podendo mesmo metastizar. (Whelan, 2005)

Terapia

As terapias para os tumores da pálpebra canina incluem a excisão cirúrgica, a criocirurgia ou uma combinação de ambas. A maioria dos oftalmologistas veterinários prefere a cirurgia. As taxas de recorrência após a cirurgia (15%) e a criocirurgia (11%) não foram significativamente diferentes num estudo, mas o tempo de recorrência após a cirurgia foi de 28,3 meses em comparação com 7,4 meses após a criocirurgia.

Os procedimentos cirúrgicos dependem do tamanho e da localização da massa palpebral e do envolvimento da margem da pálpebra. As neoplasias palpebrais caninas são melhor removidas precocemente, quando o defeito cirúrgico resultante é pequeno e mais manejável. Massas maiores resultam em defeitos mais extensos que exigem maior reconstrução e, geralmente, uma tentativa de substituir a margem da pálpebra. As massas palpebrais removidas durante a cirurgia devem ser submetidas a exame histopatológico e as margens cirúrgicas devem ser cuidadosamente examinadas para detetar possíveis tumores. As massas que envolvem os cantos medial e lateral ou estão próximas dos pontos lacrimais são mais difíceis de tratar. (Gellat, 2014)

Tarsorrafia temporária

A tarsorrafia temporária parcial é frequentemente utilizada após cirurgia conjuntival e da córnea para reduzir o trauma palpebral no local da cirurgia e para proporcionar algum contacto e pressão a enxertos frescos ou para manter as lentes de contacto no lugar. A tarsorrafia temporária completa também é indicada para o tratamento da proptose traumática; após a maioria das orbitotomias, muitos procedimentos extensos das pálpebras, retalhos da membrana nictitante e cirurgia conjuntival extensa; para tratar a abertura prematura das pálpebras; para ajudar a manter escudos de colagénio ou lentes de contacto moles; e para o tratamento de erosões corneanas recorrentes e outras doenças corneanas superficiais selecionadas. As tarsorreias temporárias completas também estão indicadas quando a função da pálpebra superior está comprometida e o desenvolvimento de queratite de exposição é iminente. (Gellat, 2000)

Uma tarsorrafia temporária é efectuada através da colocação de uma a três suturas horizontais em colchão (4-0 ou 5-0, cortantes, micropontas ou agulha de corpo redondo) na área requerida, utilizando, por exemplo, silicone ou tubo de infusão para evitar que a sutura corte a pele. As suturas de colchão são utilizadas para fechar a fissura palpebral. As suturas colocadas demasiado longe da margem da pálpebra podem causar entrópio. As suturas colocadas através da conjuntiva podem provocar um efeito de "corte em ovo" na córnea. Após dias ou semanas, as suturas são removidas (primeiro a medial, se a indicação for proptose; se ainda houver uma tendência aparente para luxação, as restantes suturas são deixadas no local durante um período mais longo). (Gellat, 2013)

As extremidades da sutura nas tarsorrafias temporárias podem ser deixadas longas para facilitar o ajuste ocasional da pressão da sutura (à medida que o edema e o inchaço da pálpebra desaparecem), bem como o afrouxamento ocasional para abrir a tarsorrafia e inspecionar o olho.(Frans e Alexandra, 2013)

Tarsorrafia permanente

Nos procedimentos de tarsorrafia permanente, todas ou partes das margens das pálpebras superiores e inferiores são excisadas e, após a aposição por suturas, as "pálpebras" crescem juntas e permanecem seladas durante longos períodos de tempo ou indefinidamente. As tarsorrafias permanentes parciais ou laterais são indicadas para doenças como a triquíase, a ceratite de exposição crónica e a ulceração central recorrente da córnea nas raças braquicefálicas. As tarsorrafias permanentes parciais são indicadas para o tratamento de doenças oculares de longa duração, como a queratite neuroparalítica, a queratite neurotrópica, o lagoftalmo, a proptose crónica e a queratite de exposição. As tarsorreias permanentes completas fazem parte dos procedimentos de enucleação e exenteração após a remoção do olho e do conteúdo orbital. (Gellat, 2014)

2.7.3 A Conjuntiva

A conjuntiva é constituída pela conjuntiva palpebral (que reveste as pálpebras posteriores), pelo fórnix ou espaço conjuntival onde a conjuntiva palpebral e a conjuntiva bulbar se ligam, pela conjuntiva bulbar (que cobre o globo anterior ou episclera) e pela membrana nictitante. A conjuntiva tem papéis importantes na dinâmica da lágrima, na proteção imunológica, no movimento ocular e na cicatrização da córnea. Devido ao facto de se encontrar ligeiramente ligada à episclera, a conjuntiva bulbar é um tecido útil para enxertar em córneas enfraquecidas e ulceradas. (Whelan, 2005)

2.7.3.1 A hemorragia subconjuntival pode resultar de traumatismos ou discrasias sanguíneas, deficiência do fator de von Willebrand e certas doenças infecciosas. Não requer tratamento, mas justifica-se uma inspeção cuidadosa para determinar se ocorreram alterações intra-oculares mais importantes. Se não houver evidência definitiva ou história de trauma, é indicado um exame sistémico para determinar a causa da hemorragia espontânea. (Whelan 2005)

2.10.3.2 A quemose, ou edema conjuntival, é observada em algum grau em todos os casos de conjuntivite, mas os exemplos mais dramáticos são observados com trauma, hipoproteinemia, reacções alérgicas e picadas de insectos. Estas últimas são tratadas com corticosteróides tópicos e normalmente resolvem-se rapidamente. Está indicada uma terapêutica específica para o agente etiológico. (Gelatt, 2005)

2.7.3.3 A conjuntivite é comum em todas as espécies domésticas. A conjuntivite infecciosa primária causada por diferentes bactérias, vírus, micoplasmas, fungos e parasitas afecta várias espécies. Os agentes etiológicos variam de infecciosos a irritantes ambientais. Os sinais são hiperemia, quemose, corrimento ocular, hiperplasia folicular e ligeiro desconforto ocular. O aspeto da conjuntiva geralmente não é suficientemente distintivo para sugerir o agente etiológico e o diagnóstico específico depende da história, do exame físico, de raspagens conjuntivais e cultura, do teste da lágrima de Schirmer e, ocasionalmente, da biopsia. A conjuntivite unilateral pode resultar de um corpo estranho, dacriocistite ou ceratoconjuntivite seca. Nos gatos, o herpesvírus-1 (FHV-1), Mycoplasma ou Chlamydophila psittaci podem produzir conjuntivite que começa num olho e se torna bilateral após cerca de 1 semana. O diagnóstico específico é efectuado mais rapidamente através da demonstração das inclusões ou do agente em raspagens conjuntivais. A conjuntivite bilateral é comum nas infecções virais em todas as espécies. Os herpesvírus produzem conjuntivite em gatos, bovinos, cavalos e suínos. A descarga purulenta indica um componente bacteriano, mas este pode ser oportunista devido à debilitação da membrana mucosa. Os irritantes ambientais e os alergénios são causas comuns de conjuntivite em todas as espécies. Se estiver presente um exsudado mucopurulento, está indicada uma terapêutica antibiótica tópica, mas pode não ser curativa se estiverem envolvidos outros factores predisponentes. Os factores mecânicos, tais como corpos estranhos, irritantes ambientais, parasitas e defeitos de conformação das pálpebras devem ser removidos ou corrigidos. (Whelan, 2005)

Terapia

Os antibióticos selecionados são indicados para as infecções por clamídia e micoplasma; as preparações antivirais tópicas (por exemplo, idoxuridina a 1%, adenina arabinosídeo a 3% ou trifluorotimidina a 1% (frequentemente instiladas de três em três dias e administradas durante 7-14 dias) são indicadas para as infecções por herpesvírus quando tanto a córnea como a conjuntiva estão envolvidas. A suplementação oral em gatos com 250-500 mg de L-lisina diariamente (frequentemente colocada nas guloseimas) pode reduzir a gravidade e a frequência de recorrência da conjuntivite e da queratite por FHV-1. (Hendrix, 2013)

2.7.3.4 Neoplasia da conjuntiva

Os melanomas, os carcinomas de células escamosas, a angioendoteliomatose, os tumores de mastócitos, os hemangiomas, os hemangiossarcomas, os angioqueratomas, os papilomas, os linfossarcomas, os histiocitomas e os tumores venéreos transmissíveis podem afetar a conjuntiva canina. (Gelatt, 2000)

2.7.3.5 Dermoides

Um dermoide é uma massa congénita benigna de origem ectodérmica e mesodérmica que afecta normalmente a região lateral do limbo, mas que também pode envolver a córnea, a esclerótica, a conjuntiva, a pálpebra ou a MN. Frequentemente, a presença de um dermoide não é apreciada até que pêlos longos e grossos se estendam da superfície e causem irritação. Histopatologicamente, o tumor assemelha-se a pele com pelo normal, e a excisão é curativa. (Gelatt, 2013)

2.7.3.6 Quistos

Foram descritas várias causas de formação de cistos na conjuntiva, mas todas ocorrem apenas raramente no cão. Podem ocorrer cistos de inclusão epitelial conjuntival, neoplasias císticas, cistos parasitários, cistos lacrimais (ou seja, dacriops), cistos orbitais com formação de fístula conjuntival e cistos dos canalículos lacrimais. (Gelatt, 2014)

2.7.3.7 Corpos estranhos

A irritação física causada por corpos estranhos alojados na conjuntiva ou NM pode causar uma carga grave, hiperemia e ulceração da córnea. As ervas e outros materiais vegetais são os culpados mais comuns. A maioria dos corpos estranhos pode ser removida com uma pinça após a administração de um anestésico oftálmico tópico. (Gelatt, 2000)

Procedimentos cirúrgicos

A conjuntiva é um tecido de valor inestimável para os cirurgiões oftalmológicos. Devido à sua redundância e às aderências bulbares bastante frouxas, a conjuntiva bulbar pode ser facilmente ressecada e recolocada. Os enxertos conjuntivais criados através da incisão da conjuntiva e da deslocação de uma parte da mesma para

Os enxertos conjuntivais podem ser utilizados isoladamente para o tratamento de úlceras profundas ou para cobrir enxertos corneanos tectónicos. Os enxertos conjuntivais podem ser utilizados isoladamente para o tratamento de úlceras profundas ou podem ser utilizados para cobrir enxertos corneanos tectónicos; e a submucosa do intestino delgado porcino pode ser utilizada para a reparação de defeitos corneanos de espessura total. (Hendrix, 2013)

Reparação de laceração

As pequenas lacerações da conjuntiva (<1 cm) podem ser curadas por segunda intenção. As lacerações grandes devem ser cuidadosamente limpas, mas o desbridamento deve ser reduzido ao mínimo. Qualquer material estranho é removido. As lacerações conjuntivais graves são raras e podem estar associadas a lesões intra-oculares, pelo que a esclerótica subjacente ao defeito conjuntival deve ser cuidadosamente avaliada quanto a danos, especialmente se estiver presente hifema. Depois de a área ter sido limpa e explorada, são utilizadas suturas absorvíveis simples, interrompidas, de 5-0 a 7-0, para aproximar os bordos. (Gelatt, 2014)

Reparação cirúrgica de defeitos conjuntivais

Os defeitos conjuntivais com menos de 1 cm de diâmetro podem ser deixados a cicatrizar por segunda intenção ou podem ser fechados com suturas de poliglactina 910 5-0 a 7-0 num padrão simples interrompido ou simples contínuo. O enterramento dos nós diminui a irritação pós-operatória. A reparação de defeitos com mais de 1 cm de diâmetro envolve geralmente auto-enxertos da conjuntiva bulbar do outro olho ou da mucosa bucal. (Gelatt, 2013)

2.7.4 Membrana nictitante

A MN, também designada por membrana nictitans, terceira pálpebra ou barbicha, é uma fina camada de tecido que se encontra no canto medial da maioria das espécies de animais domésticos; o análogo no homem é designado por prega semilunar. O principal objetivo do NM é a proteção física da córnea. A sua glândula também contribui significativamente para a produção normal de lágrimas. O NM é afetado por uma série de condições inflamatórias e neoplásicas, bem como por malformações anatómicas que requerem correção cirúrgica. (Gelatt, 2000)

2.7.4.1 Prolapso da glândula

O prolapso da glândula NM (ou "olho de cereja") é a doença primária mais comum da NM. A patogénese desta doença não foi determinada; no entanto, pensa-se que resulta de

A glândula é causada por uma fraqueza na ligação do tecido conjuntivo entre o ventre do NM e os tecidos periorbitais. Esta fraqueza permite que a glândula, que normalmente está localizada ventralmente, vire para cima dorsalmente para se projetar acima da borda anterior do NM, onde então se torna aumentada e inflamada pela exposição crónica. (Gelatt, 2013)

Reposicionamento cirúrgico

Quando a importância da glândula NM na produção de lágrimas se tornou evidente, o reposicionamento cirúrgico da glândula, em vez da excisão, passou a ser amplamente recomendado. Embora tenham sido publicadas muitas modificações das técnicas de reposicionamento, as técnicas cirúrgicas podem ser divididas em métodos que ancoram a glândula e métodos que criam uma bolsa para a glândula.

Nas técnicas de ancoragem, a glândula prolapsada é suturada ao tecido episcleral inferior; à esclerótica inferior; à origem do músculo oblíquo ventral (cats); ao periósteo da borda orbital ventral usando uma abordagem anterior; e, recentemente, à cartilagem do MN, permitindo mobilidade. Em vez de ancorar a glândula, alguns defendem enterrá-la numa bolsa criada pela conjuntiva na superfície anterior ou posterior do MN. (Gelatt, 2000).

A escolha da técnica de reposicionamento é uma questão de preferência pessoal. As técnicas de bolso de Moore e Morgan podem ser as mais fáceis de aprender, mas as técnicas de ancoragem, uma vez dominadas, são simples e rápidas de executar. Nenhum estudo sistemático comparou os efeitos sobre a produção de lágrimas e as taxas de recidiva entre todas as técnicas descritas. No entanto, a produção de lágrimas após as técnicas de ancoragem e de bolsa é superior à produção de lágrimas após a excisão da glândula, e nenhuma das técnicas altera a produção de lágrimas ou a morfologia dos ductos excretores da glândula NM. Embora o reposicionamento cirúrgico seja recomendado, não se deve assumir que a retenção da glândula garante que o olho seco não se desenvolverá, uma vez que muitas raças que normalmente desenvolvem glândulas NM prolapsadas também estão predispostas à KCS. (Gelatt, 2014)

2.7.4.2 Protrusão

A protrusão primária do NM sem prolapso da glândula pode ocorrer no cão. Embora seja principalmente um problema estético, a protrusão causa por vezes conjuntivite e epífora. O NM pode ser encurtado cirurgicamente para voltar a uma posição mais normal. A protrusão também pode ocorrer secundária a enoftalmia, microftalmia e lesões retrobulbares que ocupam espaço. A protrusão também pode ocorrer na síndrome de Horner, disautonomia, intoxicação por canábis, tétano e raiva. (Gelatt, 2005)

2.7.4.3 Neoplasia

A neoplasia da MN, tal como a neoplasia noutras partes da conjuntiva, é pouco frequente no cão. Foram relatados melanomas, adenocarcinomas, carcinomas de células escamosas, mastocitomas, papilomas, hemangiomas, hemangiossarcomas, angioqueratomas e linfossarcoma. Os resultados de um estudo revelaram adenocarcinomas (diversas variedades), papilomas e

Os melanomas malignos são os tumores primários mais comuns da terceira pálpebra. A remoção de toda a terceira pálpebra é atualmente o tratamento recomendado. Em caso de recorrência, a cirurgia em conjunto com a radioterapia de feixe externo pode ser bem-sucedida. (Hendrix, 2013)

Cirurgia da membrana nictitante

A MN pode ser utilizada como escudo corneano em casos selecionados de ulceração da córnea. Estes "retalhos" de MN ajudam na cicatrização de úlceras intermédias, de úlceras iatrogénicas criadas por queratectomia lamelar em animais braquicefálicos e, em especial, de úlceras indolentes refractárias. Foram igualmente utilizados em conjunto com enxertos de córnea lamelar congelados para proteger o enxerto dos movimentos de pestanejo e para ajudar a manter a pressão sobre a superfície do enxerto. Os retalhos nictianos para o tratamento de úlceras da córnea foram largamente substituídos por enxertos conjuntivais de diferentes tipos. (Gelatt, 2005)

2.7.5 A córnea

O tamanho da córnea quase redonda a oval (vertical/horizontal) varia consoante a espécie animal: cão (8,5 x 9,5 mm), gato (8,4 x 8,9 mm), cavalo (16,6 x 17,9 mm) e vaca (15,2 x 16,4 mm). A córnea animal é constituída por epitélio superficial e membrana basal, estroma grande e relativamente acelular, membrana de Descemet mais profunda e endotélio profundo de camada única. A córnea mantém uma barreira forte e duradoura entre o olho e o ambiente, bem como um meio transparente que permite a passagem de luz e imagens para o segmento posterior. As doenças da córnea são comuns na maior parte das espécies animais e, felizmente, podem ser tratadas com êxito através de tratamento médico, cirúrgico ou de uma combinação destes métodos. A acessibilidade da córnea permite várias técnicas de diagnóstico pormenorizadas e não invasivas. (Whelan, 2005)

2.7.5.1 O edema ou inchaço da córnea (ou seja, a sobre-hidratação da córnea) pode resultar da absorção de fluido pelo epitélio ou pelo estroma. A transparência da córnea depende tanto da estrutura física da córnea como dos mecanismos que impedem a sobre-hidratação. As principais barreiras ao edema são o endotélio e o epitélio. As alterações nas células endoteliais fazem com que a córnea absorva o humor aquoso e se torne edematosa. Tradicionalmente, o edema da córnea era considerado simplesmente como um aumento do conteúdo de água da córnea que resultava em aumento da espessura, aumento da dispersão da luz e diminuição da transparência; no entanto, o edema da córnea também envolve a perda de glicosaminoglicanos do estroma e a absorção de água. O edema da córnea no cão pode estar associado a uma variedade de causas, incluindo distrofia endotelial, degeneração relacionada com a idade, danos endoteliais associados a membranas pupilares persistentes, trauma mecânico, reacções tóxicas, uveíte anterior, endotelite, glaucoma, neovascularização e ulceração. (Ledbetter e Gilger, 2013)

2.7.5.2 Lacerações da córnea de espessura total

A reparação cirúrgica da maioria das lacerações da córnea requer instrumentação, ampliação e materiais de sutura adequados. Um resultado visual bem sucedido após uma laceração traumática da córnea requer, no entanto, uma avaliação pré-operatória cuidadosa e minuciosa e a seleção de procedimentos cirúrgicos adequados. A extensão do trauma ocular deve ser determinada antes de reparar a córnea e, em muitos casos, isso pode ser difícil. O esvaziamento da câmara anterior, o prolapso da íris, o hifema, o hipópio e o edema significativo da córnea podem impedir um exame oftalmológico completo. As lacerações corneanas de espessura total podem ou não ter tecido uveal encarcerado. O tecido da íris encarcerado, mas viável, deve ser reposicionado na câmara anterior, sempre que possível; o tecido da íris que tenha estado prolapsado durante mais de 68 horas deve ser amputado com electrocautério. (Whelan, 2005)

Procedimento cirúrgico

Ao remover uma íris prolapsada, é feita uma tração suave na parte prolapsada e o tecido uveal fresco é cauterizado perto da córnea.

Deve-se ter cuidado para não cauterizar a córnea. A câmara anterior é irrigada com solução salina equilibrada (BSS) ou solução de Ringer com lactato, e o cristalino é cuidadosamente inspeccionado. São utilizadas substâncias viscoelásticas, como o ácido hialurónico a 2,0%, para reinsuflar a câmara anterior e mantê-la formada durante a sutura da córnea. (Gelatt, 2013)

2.7.5.3 A queratite superficial é comum em todas as espécies e caracteriza-se pela vascularização e opacificação da córnea, que podem ser devidas a edema, infiltrados celulares, pigmentação ou fibroplasia. Se houver ulceração, a dor - manifestada por epífora e blefaroespasmo - é um sinal marcante. A queratite unilateral é frequentemente de origem traumática. Os factores mecânicos, como os defeitos de conformação da pálpebra e os corpos estranhos, devem ser sempre eliminados como possíveis causas, porque a melhoria não ocorrerá enquanto não forem resolvidos.

2.7.5.4 A ceratite ulcerativa pode ser complicada por invasão secundária por bactérias e, nos cavalos, por fungos saprófitas. A ceratite superficial bilateral pode ser imunomediada ou associada à falta de lágrimas, a defeitos de conformação das pálpebras ou a agentes infecciosos. (Whelan, 2005)

2.7.5.5 O pannus, ou doença de Uberreiter, é uma queratite superficial específica, bilateral, progressiva, proliferativa, crónica, que se inicia lateral e/ou medialmente no limbo e acaba por se estender de todos os quadrantes até cobrir a córnea. As células inflamatórias (linfócitos e plasmócitos) infiltram a córnea a partir do limbo, acompanhadas por vasos sanguíneos superficiais. Esta queratite imunomediada é comum em pastores alemães, tervurenos belgas, border collies, galgos, huskies siberianos e pastores australianos. A terapêutica específica consiste em antibióticos tópicos, agentes antivirais ou antimicóticos quando adequado, remoção de quaisquer irritantes mecânicos, substituição da lágrima quando deficiente e corticosteróides ou ciclosporina A (ou ambos) quando imunomediada. Estes últimos podem ter de ser continuados indefinidamente e a frequência pode variar consoante a resposta. (Whelan, 2005)

2.7.5.6 A ceratite superficial crónica, quando imunomediada, é uma doença para toda a vida, exigindo terapia anti-inflamatória tópica para toda a vida. A doença parece mais agressiva em cães jovens e em cães que vivem ao ar livre em altitudes mais elevadas. Geralmente, a prednisolona tópica a 1%, a dexametasona a 0,1% ou a ciclosporina a 0,2%-1% instiladas em ambos os olhos, de dois em dois dias, são suficientes para controlar a doença e prolongar a visão. A intensidade da resposta inflamatória em ambos os olhos é bastante variável e pode variar consoante a idade, a estação do ano, a quantidade de tempo que o cão passa no exterior e outros factores. Para minimizar os custos e os efeitos adversos, mas controlar a doença, a terapêutica tópica é ajustada a cada animal (a terapêutica tópica varia entre uma gota no olho afetado dia sim, dia não, e uma gota no olho afetado, de duas em duas semanas). (Whelan, 2005)

2.7.5.7 A queratite intersticial é um envolvimento profundo do estroma da córnea que representa um dos sinais clínicos associados a todos os casos crónicos e a muitos casos agudos de uveíte anterior. A vascularização da córnea é menos ramificada, mais fina e mais profunda do que na ceratite superficial; se o endotélio tiver sido rompido, o edema da córnea é frequentemente acentuado. As doenças sistémicas, como a hepatite infecciosa canina, a febre catarral maligna bovina, as micoses sistémicas em muitas espécies e as septicemias neonatais que se localizam no olho, podem causar queratite intersticial bilateral ou unilateral. O tratamento é dirigido à uveíte anterior, à infeção sistémica ou a ambas. Nos cavalos, ocorre uma queratite estromal periférica específica, não ulcerativa, e uma uveíte anterior persistente (queratouveíte); o prognóstico e a resposta ao tratamento são fracos.(Whelan 2005)

2.7.5.8 A queratite ulcerosa pode ser classificada de acordo com o início, a profundidade e a posição na córnea. A ceratite ulcerativa (com base na profundidade) pode ser superficial, profunda, profunda com descemetocele ou perfurante. A progressão da úlcera da córnea baseia-se nos micróbios envolvidos e na libertação de enzimas microbianas e tecidulares que digerem o estroma da córnea. A dor, a irregularidade da córnea, o edema e, eventualmente, a vascularização são sinais de ulceração. Um infiltrado denso e branco na margem da úlcera indica uma forte leucotaxia e envolvimento bacteriano. Para detetar pequenas úlceras, pode ser necessária a utilização de fluoresceína tópica. Em cães e cavalos, a maioria das úlceras tem origem mecânica; em bovinos, ovinos, caprinos, gatos e renas, os agentes infecciosos e as causas mecânicas são importantes; em gatos e cavalos, a infeção por herpesvírus é uma causa frequente. Todas as úlceras têm o potencial de contaminação bacteriana secundária, bem como de "fusão" endógena do estroma por proteinase. A terapêutica para as úlceras superficiais é geralmente médica e consiste na administração tópica de antibiótico(s) de largo espetro 3-6 vezes por dia, na correção de quaisquer factores mecânicos e na administração limitada de atropina tópica a 1% para manter a iridocicloplegia e reduzir a dor ocular. Devem ser considerados os efeitos adversos da redução da produção de lágrimas induzida pela atropina em todas as espécies e as cólicas nos cavalos. A terapêutica com antiproteinase para as úlceras do estroma em fusão inclui soro tópico e outros fármacos, e para as ulcerações agudas podem ser instilados 4-6 vezes por dia durante os primeiros dias. A cicatrização da córnea é monitorizada através de exames clínicos frequentes e da redução gradual do tamanho da retenção de fluoresceína pela úlcera não epitelizada. (Whelan, 2005)

Terapia

Os retalhos da membrana nictitante (ou lentes de contacto moles ou escudos de colagénio) funcionam como uma ligadura de pressão e são frequentemente terapêuticos para as úlceras superficiais. O tratamento médico das úlceras profundas é semelhante ao das úlceras superficiais, mas muitas úlceras profundas requerem também enxertos conjuntivais para reforçar e manter a integridade da córnea. A sequestração da córnea e a ceratite parecem ser exclusivas do gato. Ocorre em todas as raças de gatos, mas pode ser mais frequente nas raças siamesa, persa e himalaia. Inicialmente, desenvolve-se uma área escura muito pequena no estroma anterior e sob o epitélio corneano intacto (que se cora com rosa Bengel e, ocasionalmente, de forma muito ténue com fluoresceína tópica). Eventualmente, a mancha estromal torna-se maior e castanha escura ou preta, e não é coberta pelo epitélio. Há dor variável e uma opacidade central a paracentral, castanha a preta, composta por estroma necrótico, vascularização e inflamação circundante. Pode ocorrer extrusão espontânea, especialmente em sequestros superficiais. O tratamento consiste na ceratectomia superficial de todo o sequestro, que, nas lesões mais profundas, é coberto com enxertos conjuntivais. (Whelan, 2005)

2.7.5.9 As distrofias e degenerações da córnea ocorrem frequentemente em cães, pouco frequentemente em gatos e raramente em cavalos. As distrofias da córnea são bilaterais e pensa-se que são frequentemente hereditárias nos cães. A aparência destas duas doenças pode ser dividida nas seguintes categorias: 1) parte da córnea afetada (epitélio, estroma [anterior, médio e profundo] e endotélio), 2) área da córnea envolvida (central, paracentral e limbal) e 3) possível causa (primária/ hereditária ou secundária). As distrofias da córnea podem afetar o epitélio e o endotélio, mas clinicamente parecem envolver mais frequentemente o estroma. As degenerações da córnea são secundárias a outras doenças oculares ou condições sistémicas. As distrofias da córnea que afectam o epitélio estão associadas a erosões recorrentes da córnea em cães. O epitélio corneano defeituoso não consegue aderir normalmente à sua membrana basal defeituosa e resulta em erosões superficiais recorrentes (mais frequentes na raça Boxer) e cicatrização prolongada. (Whelan, 2005)

Terapia

Em geral, as distrofias da córnea não respondem ao tratamento médico e os medicamentos anti-inflamatórios tópicos podem agravar a lesão. As lesões da córnea podem ser removidas por queratectomia se a opacidade estiver a obstruir significativamente a visão. As distrofias do estroma aparecem como depósitos brancos e irregulares nas diferentes profundidades do estroma e são por vezes designadas por lipidose da córnea. As distrofias da córnea são mais frequentes nos cães, aparecem hereditariamente em cerca de 20 raças, afectam sobretudo o estroma da córnea e são geralmente bilaterais. (Gelatt, 2005)

Na maioria das vezes, as opacidades da córnea são constituídas por triglicéridos e colesterol intracelular e extracelular. Normalmente, o tratamento não é necessário, exceto se a visão for prejudicada ou se os depósitos se tornarem irritantes. Para que estes depósitos lipídicos possam ser visualizados histologicamente, as córneas devem ser processadas como secções congeladas e deve evitar-se o processamento por desidratação com álcool. As distrofias endoteliais da córnea ocorrem em cães e raramente em gatos. As fêmeas de Boston Terrier são afectadas mais frequentemente do que os machos (com uma idade média de ~7,5 anos), e a doença desta raça tem semelhanças clínicas e histopatológicas com as da distrofia endotelial corneana de Fuch nas pessoas. Com o endotélio distrófico e degenerado, desenvolve-se um edema corneano bilateral progressivo, mas indolor, com início central.

Com edema extenso e de espessura total da córnea, podem desenvolver-se bolhas epiteliais da córnea, que são bastante dolorosas. O tratamento dos casos iniciais, antes do envolvimento completo da córnea, consiste em hiperosmóticos tópicos (cloreto de sódio a 2%-5% ou glucose a 40%) aplicados frequentemente e, nos casos avançados, em termoceratoplastia (procedimento de Salaras) ou queratoplastia de espessura total (penetrante). (Ledbetter e Gilger, 2013)

As degenerações da córnea são frequentemente unilaterais e geralmente secundárias a doenças oculares ou sistémicas. Os depósitos de triglicéridos, colesterol e também de cálcio estão presentes nas degenerescências da córnea. A degenerescência da córnea pode estar associada a outras doenças oculares, como ulcerações da córnea, phthisis bulbus, lagoftalmo e terapêutica prolongada com AINE. Quando associadas a hiperlipoproteinemias ou hipercolesterolemia e a dietas ricas em gordura, as degenerações da córnea podem afetar ambos os olhos e estes depósitos estão normalmente associados à vascularização da córnea. Também podem ser alteradas por mudanças significativas na dieta. Os cachorros alimentados com leite de vaca gordo podem desenvolver depósitos lipídicos extensos no estroma da córnea, suficientes para prejudicar a visão. Normalmente, não é necessário tratamento para a maioria das degenerações da córnea, a menos que estejam relacionadas com doenças alimentares ou sistémicas. (Whelan, 2005)

Terapia

A terapêutica com corticosteróides deve ser evitada na degenerescência da córnea, uma vez que esta terapêutica diminui a vascularização, a função dos macrófagos e, subsequentemente, a resolução da lesão. No entanto, a ceratectomia pode ser considerada se a lesão for progressiva e a visão estiver comprometida. (Gelatt, 2005)

2.7.5.10 Massas e neoplasias córneo-esclerais

As massas corneanas, límbicas e córneo-esclerais, em geral, são raras em cães. As massas podem incluir quistos não neoplásicos, abcessos, doenças inflamatórias (por exemplo, episclerite granulomatosa nodular) e neoplasias como o carcinoma de células escamosas, o melanoma, o papiloma, o linfoma e o hemangioma/hemangiossarcoma. (Gelatt, 2014)

2.7.6 A lente

O cristalino, opticamente claro e avascular, é constituído (de anterior para posterior) pela cápsula anterior do cristalino, córtex anterior, núcleo, córtex posterior e cápsula posterior muito fina. O cristalino é formado no início do desenvolvimento do olho e revestido pelas suas membranas basais (cápsulas anterior e posterior do cristalino), que isolam as proteínas do cristalino do sistema imunitário que se desenvolve mais tarde. Assim, mais tarde, se a barreira da cápsula do cristalino for comprometida por traumatismo ou cirurgia, o sistema imunitário "ataca" o material estranho do cristalino. A única função do cristalino é permitir a passagem inalterada da luz e das imagens para a retina. As doenças do cristalino implicam alterações na sua transparência. (Whelan, 2005)

2.7.6.1 Catarata

As cataratas são uma opacidade do cristalino ou da sua cápsula e devem ser diferenciadas das imperfeições menores do cristalino em cães jovens (observadas na biomicroscopia com lâmpada de fenda) e do aumento normal da densidade nuclear (esclerose nuclear) que ocorre em animais mais velhos. A formação da catarata e a cirurgia da catarata em pessoas e cães têm muitas semelhanças, mas os cães sofrem mais de uveíte anterior pós-operatória. A cirurgia da catarata é altamente eficaz (95%) em humanos. As cataratas são normalmente classificadas pela sua idade de aparecimento (congénita, juvenil, senil), localização anatómica, causa, grau de opacificação (incipiente, imatura, madura, hipermatura) e forma. A maioria das cataratas pode ser detectada dilatando a pupila e examinando a região pupilar contra a retroiluminação do fundo do olho. A biomicroscopia com lâmpada de fenda permite um exame direto ótimo do cristalino. As cataratas (frequentemente hereditárias) são mais comuns em cães e variam consoante a idade de início, a taxa de progressão e o local original de formação das cataratas. Outras causas incluem a diabetes mellitus (o segundo grupo mais frequente de cirurgias de cataratas no cão), a desnutrição, a radiação, a inflamação e o traumatismo. Nos gatos e cavalos, a maioria das cataratas é secundária à inflamação da úvea anterior. A maioria dos relatos de cataratas hereditárias em gatos ocorre em animais jovens. Estudos populacionais sobre cataratas em bovinos, coelhos (de laboratório e de estimação) e porquinhos-da-índia sugerem que as cataratas espontâneas ocorrem com frequência, mas estas espécies raramente ficam cegas. (Gelatt, 2005)

Nos cães, as cataratas secundárias relacionadas com a diabetes mellitus são cada vez mais comuns; estas cataratas representam o segundo maior grupo de cataratas operadas em cães. O aumento da glucose no sangue provoca a acumulação de sorbitol intralenticular, o que aumenta as forças osmóticas do cristalino, fazendo com que este absorva água e resulte em inchaço das fibras, rutura e morte. Normalmente, estas cataratas desenvolvem-se rapidamente e podem ocasionalmente romper a cápsula equatorial ou posterior do cristalino. (Davidson e Nelms, 2013)

Procedimento cirúrgico

A cirurgia da catarata parece produzir a mesma taxa de sucesso que a das cataratas hereditárias em cães. Outras sequelas oculares da diabetes mellitus em cães são pequenas hemorragias retinianas ocasionais, presumível neuropatia da córnea e redução da sensibilidade da córnea. A cirurgia da catarata é um procedimento eletivo, uma vez que muitos animais se adaptam bem à perda de visão. No entanto, deve recordar-se que, se o proprietário optar por não efetuar a cirurgia da catarata, o doente deve ser monitorizado a longo prazo para detetar complicações induzidas pela lente, como a uveíte induzida pela lente (LIU), o glaucoma secundário, o descolamento da retina e a luxação do cristalino. A cirurgia da catarata está indicada em animais com uma diminuição da visão associada à catarata ou em animais com uma catarata progressiva e perda iminente de visão. Com a introdução dos implantes de LIO, a cirurgia da catarata também pode ser proposta em casos de catarata unilateral para restabelecer a emetropia binocular. Os exames de diagnóstico adicionais efectuados pelo oftalmologista veterinário podem incluir a ultrassonografia de varrimento B e, eventualmente, a ultrassonografia de alta resolução (HRUS; 20 MHz) e a biomicroscopia por ultra-sons (UBM, 50-100 MHz). A ecografia de varrimento B utilizando uma sonda de 10 MHz é utilizada para avaliar a degenerescência vítrea/hialose da asteroide, o descolamento da retina, o lenticonus posterior, o PHPV/ PHTVL, o comprimento axial do cristalino e do globo e a presença de rutura espontânea da cápsula do cristalino. (Gelatt, 2013).

2.7.6.2 A deslocação do cristalino (subluxação, luxação anterior ou posterior) ocorre em todas as espécies, mas é comum como defeito hereditário primário associado à mutação em várias raças de terrier. A deslocação completa para a câmara anterior produz sinais agudos e é frequentemente acompanhada de glaucoma e edema da córnea. O tratamento consiste na remoção cirúrgica por facoemulsificação ou extração intracapsular da lente. A deslocação posterior para a cavidade vítrea é assintomática ou associada a inflamação ocular ou glaucoma. As lentes subluxadas são reconhecidas por um crescente afácico e pelo tremor ou instabilidade da íris (iridodonesis) e do cristalino (phacodonesis). A decisão de remover as lentes subluxadas baseia-se na gravidade da doença ocular que pode ser atribuída à deslocação da lente. As deslocações da lente também podem ser produzidas por traumatismo, alargamento do globo com glaucoma e alterações zonulares degenerativas com cataratas hipermaturas. Os procedimentos para remover o cristalino devido à deslocação do cristalino estão associados a níveis mais elevados de complicações pós-operatórias de glaucoma e descolamento da retina. (Whelan, 2005)

2.7.6.3 Lesões na lente

Os traumatismos ligeiros no globo terrestre raramente causam lesões no cristalino. As lesões contundentes de força moderada podem provocar a deslocação posterior da íris, causando a deposição capsular anterior de pigmento do epitélio posterior da íris, por vezes sob a forma da abertura papilar. A contusão do cristalino devido a uma lesão contundente pode provocar cataratas devido às forças de contração ou compressão ocular resultantes, causando danos nos epitélios do cristalino e rutura e perturbação do espaçamento das membranas das fibras do cristalino no córtex subjacente. Uma lesão ocular penetrante que perfure a cápsula anterior do cristalino deverá invariavelmente causar a formação de cataratas focais a difusas. A rutura traumática da cápsula anterior do cristalino é observada mais frequentemente em animais jovens devido a feridas de garras de gatos ou mordeduras de cães, embora seja possível uma variedade de outras fontes de lesões penetrantes. (Gelatt, 2014)

2.7.7 Glaucoma

Os glaucomas estão geralmente relacionados com a redução do fluxo de saída do humor aquoso através da malha trabecular da câmara anterior ou do ângulo iridocorneano (fluxo de saída convencional, ~85%) e através da rede uveoscleral (através do corpo ciliar e do espaço subescleral, ~15%). A produção excessiva de humor aquoso nas pessoas parece ser rara como causa de glaucoma e não foi registada em animais. Recentemente, foram registadas alterações na composição do humor aquoso em glaucomas humanos e animais e parecem ser importantes na génese e progressão da doença. Os glaucomas representam um grupo de doenças caracterizadas pelo aumento da pressão intraocular com a consequente destruição da retina e do disco ótico. O glaucoma de baixa tensão, caracterizado em pessoas por níveis normais de pressão intraocular e danos progressivos no disco ótico, não foi documentado em animais domésticos. Nos cães, os glaucomas primário (hereditário) e secundário ocorrem em cerca de 1,7% da população canina na América do Norte. A frequência de glaucomas primários bilaterais predispostos pela raça em cães de raça pura é a mais elevada de todas as espécies animais, com exceção das pessoas (0,9%). O glaucoma primário de ângulo aberto em Beagles tem sido associado à mutação. (Whelan, 2005)

Os procedimentos de diagnóstico essenciais para diagnosticar os glaucomas incluem a tonometria, a oftalmoscopia (direta e indireta) e a gonioscopia (visualização do ângulo iridocorneano e da fenda ciliar anterior). As técnicas electrofisiológicas mais recentes, como os electrorretinogramas de padrão e os potenciais evocados visuais, estimam os danos nas células ganglionares da retina e nos seus axónios e parecem ser indicadores sensíveis da destruição destas células relacionada com o glaucoma. Novas técnicas clínicas de imagiologia de alta resolução, incluindo a biomicroscopia de ultra-sons para alterações do segmento anterior e a tomografia de coerência ótica para alterações da retina e da cabeça do nervo ótico, permitem exames intra-oculares detalhados e não invasivos. (Whelan, 2005)

O tonómetro de indentação de Schiotz foi substituído por tonómetros de aplanação mais recentes e mais precisos, utilizados para estimar a pressão intraocular; em equinos e bovinos, apenas podem ser utilizados tonómetros de aplanação. A pressão intraocular é razoavelmente consistente na maioria das espécies

- A PIO > 30 mm Hg durante alguns dias danifica o nervo ótico e a retina
- A PIO > 40 mm Hg é dolorosa e provoca o alargamento do globo (buftalmia)
- A PIO > 40-50 mm Hg leva à paralisia do músculo esfíncter da íris e provoca midríase (Bjerkas, consultado em 2013)

A oftalmoscopia permite a deteção dos danos na retina e no disco ótico relacionados com a pressão intraocular. A gonioscopia é a base para a classificação de todos os glaucomas; detecta alterações no fluxo de saída da abertura iridocorneana e da fenda esclerociliar à medida que o glaucoma progride e ajuda a determinar os tratamentos médicos e cirúrgicos mais adequados. A biomicroscopia por ultra-sons (50-100 MHz) permite um exame mais aprofundado do ângulo da câmara anterior e de toda a fenda esclerociliar (Whelan, 2005).

Tradicionalmente, os sinais clínicos são divididos em agudos e crónicos; na realidade, a maioria dos casos de glaucoma agudo de alta pressão são sobrepostos ao glaucoma crónico, em vez de ocorrerem como eventos únicos. A maioria dos cães com glaucoma crónico inicial a moderado não é levada ao veterinário porque os sinais clínicos iniciais - pupilas lentas a ligeiramente dilatadas, ligeira congestão venosa conjuntival bulbar e aumento precoce do olho (buftalmia ou megaloglobo) - são muito subtis (Gelatt, 2005).

Para detetar o glaucoma precoce, a tonometria repetida deve ser realizada por rotina em cães de raças de alto risco, como parte do exame físico geral anual. Os sinais clínicos de níveis agudos e muitas vezes acentuadamente aumentados de pressão intraocular são uma pupila dilatada, fixa ou lenta; congestão venosa conjuntival bulbar; edema da córnea; e um globo firme. Com aumentos prolongados da pressão intraocular, ocorre um alargamento secundário do globo, deslocação do cristalino e rupturas na membrana de Descemet (estrias da córnea). A dor manifesta-se normalmente por alterações comportamentais e dor periorbital ocasional, em vez de blefaroespasmo. A classificação dos glaucomas ajuda a definir o plano ideal para o tratamento clínico e a preservação da visão. A escolha do tratamento médico ou cirúrgico, ou mais frequentemente uma combinação de ambos, baseia-se no encerramento progressivo do ângulo iridocorneano que ocorre na maioria dos glaucomas. À medida que o glaucoma progride e o fluxo de humor aquoso continua a diminuir, aumenta a necessidade de uma combinação de terapias médicas.

(Plummer et al., 2013)

No caso do glaucoma de ângulo aberto em cães, o tratamento a curto e longo prazo é feito com mióticos, inibidores tópicos e sistémicos da anidrase carbónica, prostaglandinas, osmóticos e adrenérgicos bloqueadores de P. Estes mesmos tratamentos são utilizados para o controlo inicial do glaucoma de ângulo fechado e estreito, mas o tratamento a curto e longo prazo requer frequentemente cirurgia suplementar, procedimentos de filtragem, shunts da câmara anterior, ciclocrioterapia ou ciclofotocoagulação transescleral a laser. O tratamento a curto e longo prazo do glaucoma em fase terminal com buftalmia e cegueira em cães também requer cirurgia, por exemplo, prótese intra-escleral, enucleação, ciclocrioterapia ou gentamicina intravítrea (10-25 mg) combinada com 1 mg de dexametasona. Tradicionalmente, os procedimentos cirúrgicos em cães apenas proporcionam uma resolução a curto prazo, uma vez que as fístulas de filtragem acabam por cicatrizar e falhar. Mais recentemente, os shunts da câmara anterior, com e sem válvulas, oferecem melhores resultados. Os fármacos antifibróticos, como a mitomicina C e o 5-fluorouracil, podem atrasar ou impedir a formação de cicatrizes nos canais alternativos de saída do líquido aquoso e prolongar a sua função. Nos gatos, a terapia médica é normalmente a base e consiste em adrenérgicos bloqueadores de P tópicos (cuidado em gatos pequenos), inibidores da anidrase carbónica tópicos e, para os glaucomas associados a uveíte anterior, corticosteróides tópicos e/ou sistémicos. (Whelan, 2005)

Tratamento cirúrgico

Seleção de doentes para cirurgia do glaucoma

Os melhores candidatos caninos para a cirurgia antiglaucomatosa são os doentes com visão e glaucoma precoce, sem iridociclite ou subluxação do cristalino e com discos ópticos de aspeto normal. Os pacientes com visão e com PIO que está a aumentar apesar dos níveis máximos de terapia médica também são bons candidatos. Os tratamentos cirúrgicos para glaucomas avançados que não estão sob controlo médico adequado e, muitas vezes, sem a possibilidade de restaurar a visão, requerem estratégias diferentes. (Gelatt, 2014)

Procedimentos cirúrgicos

Os procedimentos cirúrgicos para o tratamento dos glaucomas primários no cão dividem-se em dois tipos: os que constroem vias alternativas de drenagem dentro ou para o exterior do olho e os que diminuem a taxa de formação do humor aquoso através da destruição de parte do corpo ciliar. Os procedimentos mais frequentemente utilizados são os shunts da câmara anterior (ou seja, gonioimplantes) e a destruição dos processos do corpo ciliar por criotermia ou fotocoagulação a laser. (Plummer et al., 2013)

Tratamento pré-operatório

As considerações pré-operatórias no tratamento dos glaucomas primários incluem:

1. Controlo pré-operatório da PIO para um nível próximo do normal
2. Supressão de qualquer inflamação concomitante do segmento anterior com corticosteróides e agentes não esteróides
3. Manutenção do tamanho desejado da pupila

4. Desidratação e redução do tamanho do vítreo com agentes osmóticos. (Gelatt, 2014)

Estratégias actuais

Duas modalidades de tratamento mais recentes, a ciclofotocoagulação transescleral a laser e os shunts da câmara anterior (ou seja, gonioimplantes), mostraram-se promissoras no tratamento clínico dos glaucomas primários caninos. Por conseguinte, está a evoluir uma estratégia de tratamento dos glaucomas primários caninos que inclui a implantação cirúrgica inicial de uma derivação da câmara anterior (ou seja, gonioimplante) ou a ciclofotocoagulação transescleral a laser, complementada, se necessário, com terapêutica médica pós-operatória. A ciclofotocoagulação a laser, que é menos dispendiosa, é utilizada em olhos cegos glaucomatosos para reduzir ou eliminar a necessidade de medicamentos tópicos e sistémicos e para prevenir a dor. Para olhos glaucomatosos cegos e buftálmicos aumentados com exposição da córnea e ulcerações corneanas centrais repetidas, recomenda-se prótese intraescleral, gentamicina intravítrea ou enucleação. (Gelatt, 2014)

2.7.8 A úvea anterior

A úvea anterior consiste na íris, no corpo ciliar e no ângulo da câmara anterior (ou iridocorneal). A íris fornece a maior parte da cor do olho, bem como uma abertura (pupila) para regular a quantidade de luz que entra no olho e no segmento posterior. A forma da pupila varia muito entre as espécies animais, incluindo círculo, fenda vertical, oval horizontal, quadrado ou mesmo pupilas múltiplas. Os processos do corpo ciliar fornecem a maior parte do humor aquoso para nutrir o segmento anterior e remover os seus resíduos metabólicos, bem como os canais de saída (ângulo da câmara anterior) para o humor aquoso reentrar no sistema venoso. A musculatura do corpo ciliar também regula a curvatura do cristalino (acomodação), que é mais limitada em animais domésticos do que em pessoas. O corpo ciliar continua posteriormente como a coroide, e as doenças da íris e do corpo ciliar também envolvem frequentemente a coroide. As doenças da úvea anterior são comuns nos animais domésticos. As membranas pupilares persistentes são remanescentes da rede vascular pré-natal normal que preenche a região pupilar. A persistência de fios pigmentados através da pupila, de uma área da íris para outra, ou para o cristalino ou a córnea, não é incomum em cães e ocorre ocasionalmente em outras espécies. (Whelan, 2005)

2.7.8.1 Hipotensão ocular

A diminuição da PIO é um dos primeiros e mais subtis indícios de uveíte. Os mecanismos propostos para a diminuição da PIO incluem a diminuição da produção de humor aquoso com a rutura da barreira hemato-aquosa e o aumento do fluxo uveoescleral mediado em parte por PGs. A PIO varia consoante a duração e a gravidade da uveíte. Na uveíte aguda ou subaguda, a PIO está normalmente diminuída pelas razões anteriormente mencionadas; na uveíte crónica,

A fibrose ou atrofia (ou ambas) do corpo ciliar pode contribuir para a diminuição da função secretora com subsequente hipotonia ocular. A disfunção acentuada do corpo ciliar e a hipotonia podem resultar em phthisis bulbi. (Gelatt, 2014)

2.7.8.2 A atrofia da íris é comum em cães mais velhos e pode envolver a margem pupilar ou o estroma. A atrofia da margem pupilar cria uma borda recortada e um enfraquecimento do músculo esfíncter, que se manifesta como pupila(s) moderadamente dilatada(s) ou por reflexos pupilares lentos à luz e sensibilidade aumentada à iluminação intensa. A atrofia do estroma resulta em buracos dramáticos na íris e, frequentemente, na deslocação da pupila. Nenhuma das formas de atrofia parece afetar a visão. Os animais que não possuem um esfíncter iridal funcional podem apresentar uma sensibilidade aumentada à luz brilhante. (Gelatt, 2005)

2.7.8.3 Os quistos iridianos são observados em cães, gatos e cavalos. Em cães, geralmente são esferas pigmentadas flutuantes no humor aquoso dentro da pupila e das câmaras anterior e posterior. Embora inócuos na maioria das raças de cães, os quistos uveais anteriores (íris e corpo ciliar) em Golden Retrievers e Great Danes estão associados à esfoliação de células pigmentadas, uveíte crónica, glaucoma e formação de cataratas. Nos gatos, os quistos não se encontram frequentemente a flutuar livremente, mas fixados na margem pupilar. Nos cavalos, estão presentes no estroma da íris e envolvem mais frequentemente as íris azuis. Dado que a visão raramente é afetada, raramente é necessária terapia, mas pode ser efectuada aspiração ou desinsuflação não invasiva induzida por laser. A transiluminação demonstra normalmente a sua natureza quística e diferencia-os das neoplasias. Pode ser indicada a excisão cirúrgica ou a aspiração. (Whelan, 2005)

2.7.8.4 Os colobomas da íris são raros nos animais, mas ocorrem ocasionalmente nos Pastores Australianos. Geralmente localizam-se na parte superior da íris, principalmente em íris heterocromáticas, e causam uma irregularidade na pupila. Visto de perto, o defeito envolve o estroma anterior da íris e aparentemente o músculo do esfíncter, mas a camada de pigmento está presente. (Gelatt, 2005)

2.7.8.5 A uveíte anterior, ou iridociclite, quando aguda, manifesta-se por miose, aumento de proteínas e células na câmara anterior (flare aquoso), pressão intraocular baixa, hiperemia conjuntival bulbar, edema iridal, fotofobia e blefaroespasmo. O glaucoma secundário, a catarata e a opacificação da córnea podem ser complicações. É frequente a ocorrência simultânea de uveíte posterior ou coroidite. As causas da uveíte anterior podem ser divididas em exógenas e endógenas. Os traumatismos penetrantes e não penetrantes e, raramente, as neoplasias intra-oculares ou os helmintas intra-oculares são causas de uveíte unilateral. As causas comuns de uveíte bilateral incluem doenças imunomediadas e doenças infecciosas, como a hepatite infecciosa canina, a peritonite infecciosa felina, a leucemia felina, a imunodeficiência felina, a toxoplasmose felina, as micoses sistémicas em cães e gatos e a brucelose canina. A uveíte recorrente que é, pelo menos em parte, imunomediada afecta os cavalos (oftalmia periódica ou uveíte recorrente) e os cães (panuveíte com despigmentação dérmica ou síndrome uveodérmica). A uveíte anterior recorrente e crónica está mais frequentemente associada a complicações e pode produzir formação de cataratas secundárias com sinéquias posteriores e glaucoma. O diagnóstico é efectuado através de uma história completa, do exame da córnea para deteção de lesões, do exame físico, da serologia sérica e da centese do aquoso para cultura, serologia e citologia. (Gelatt,2005)

Terapia

A terapêutica inespecífica consiste em midriáticos tópicos para manter a dilatação e o movimento das pupilas, corticosteróides tópicos (se não for bacteriana), um ambiente escuro e inibidores das prostaglandinas (como a aspirina, a flunixina meglumina ou a fenilbutazona). Se a origem for bacteriana, estão indicados antibióticos tópicos, sistémicos e talvez intra-oculares. O tratamento dos processos imunomediados pode exigir corticosteróides sistémicos ou subconjuntivais, bem como corticosteróides tópicos e azatioprina oral. (Whelan, 2005)

2.7.8.6 O hifema ou hemorragia na câmara anterior tem várias aparências clínicas, incluindo as seguintes: 1) coágulos sanguíneos pequenos e focais suspensos na câmara anterior ou aderidos à córnea posterior, à íris ou à cápsula anterior do cristalino; 2) hemorragia difusa e não coagulada em toda a câmara anterior, ocluindo o exame ocular mais profundo e a visão; e 3) várias camadas de hemorragia recorrente ou crónica não coagulada (a mais antiga é uma camada púrpura ou preta no fundo da câmara anterior e a hemorragia mais recente é a camada dorsal vermelha brilhante). As causas do hifema incluem uveíte, traumatismo, neoplasia intraocular, descolamentos e rasgaduras da retina, hipertensão arterial sistémica, anomalias dos factores de coagulação, perturbações plaquetárias, hiperviscosidade, anomalias oculares congénitas, neovascularização do segmento anterior e glaucoma. A resolução do hifema requer a saída de hemácias intactas através dos canais de saída do humor aquoso. (Gelatt, 2005)

O hifema agudo tem geralmente um bom prognóstico, desde que a causa seja identificada e tratada. O hifema recorrente e/ou crónico tem um prognóstico fraco a reservado, porque é provável que haja glaucoma secundário ou phthisis bulbus. Não há medicamentos comprovados que facilitem a resolução do hifema, mas o ativador do plasminogênio tecidual (TPA) intracameral pode dissolver a fibrina com menos de 10-14 dias e liberar as hemácias presas na câmara anterior. O TPA não previne a formação futura de fibrina, mas os corticosteróides tópicos e sistémicos podem fazê-lo. (Gelatt, 2005)

2.7.8.7 Trauma Uveal

O traumatismo ocular pode resultar em sinais clínicos que variam desde uma leve miose até à rutura da córnea ou da esclera. Frequentemente, o traumatismo contundente manifesta-se com erupção, fibrina ou hifema, edema da córnea ou diálise iridiana, mas raramente hipópio. Em caso de traumatismo cortante ou traumatismo contuso extremamente grave, pode observar-se fibrina, hemorragia, prolapso uveal e perfuração da córnea ou da esclera. O prolapso uveal ocorre com a rutura do globo, porque a descompressão súbita da câmara anterior com saída de líquido aquoso força a íris para dentro da ferida, que a obstrui. A hemorragia intraocular pode apresentar-se sob a forma de hifema, hemorragia do estroma iridal ou hemorragia à volta do equador do cristalino ou no vítreo. Em todos os casos de traumatismo, um exame cuidadoso

Se necessário, devem ser efectuados diagnósticos adicionais para determinar a extensão dos danos oculares e perioculares. (Gelatt, 2014)

Tratamento

As punções focais do globo podem causar danos mínimos na córnea e podem selar espontaneamente. Se o olho for examinado poucas horas após a lesão, pode ser difícil determinar se a córnea foi completamente penetrada ou determinar a extensão do dano intraocular. As lesões penetrantes da córnea que selam espontaneamente são tratadas com antibióticos tópicos e sistémicos e AINEs tópicos. A maioria das lesões penetrantes do globo resulta em prolapso uveal, que aparece como uma protrusão de tecido pigmentado escuro através da córnea ou da esclerótica. Por vezes, a úvea encosta-se à ferida penetrante e exsuda fibrina, criando uma massa de fibrina na superfície da córnea. Pode também estar presente uma câmara anterior pouco profunda ou ausente, perda da pupila e hifema. O prolapso uveal traumático requer reparação cirúrgica que envolve a substituição ou amputação da úvea prolapsada. (Gelatt, 2014)

2.7.8.8 Tumores da úvea anterior

Os tumores intra-oculares são relativamente pouco frequentes no cão. Os tumores podem ser primários ou secundários a uma doença metastática ou a uma invasão local. A grande maioria dos tumores intra-oculares primários tem origem na úvea anterior. Embora as metástases à distância de tumores intra-oculares primários sejam raras, a destruição tecidular local e o glaucoma secundário são frequentes. Os tumores devem ser diferenciados de outras massas intra-oculares, incluindo quistos da íris, lesões granulomatosas e estafilomas. O diagnóstico baseia-se nos achados de exames oftalmológicos e físicos completos, e no facto de as massas serem unilaterais ou bilaterais, singulares ou múltiplas, elevadas ou planas, e estacionárias ou de aspeto variável. Na maioria das vezes, estas massas não são notadas pelos donos dos animais, mas as complicações destas massas, por exemplo, iridociclite, cegueira, glaucoma secundário, formação de cataratas e descolamento da retina, fazem com que estes cães se apresentem ao veterinário. (Gelatt, 2000)

Cirurgia Uveal

A cirurgia da úvea é indicada mais frequentemente para o tratamento de neoplasias intra-oculares e de anomalias papilares secundárias a inflamação. Duas outras indicações para a cirurgia da úvea anterior são a reparação de perfurações do globo com tecido uveal prolapsado e o tratamento do glaucoma refratário à terapêutica médica. (Gelatt, 2000)

Procedimentos de remoção em massa

Iridectomia de sector

As massas localizadas da íris podem ser removidas por iridectomia de sector, embora este procedimento tenha sido largamente substituído pela fotocoagulação a laser. Este procedimento é ótimo para remover lesões focais bem definidas da íris, localizadas axialmente aos principais vasos sanguíneos da íris. A iridoclectomia de sector pode ser indicada quando o corpo ciliar está envolvido numa tumor uveal anterior; no entanto, esta cirurgia é raramente efectuada. (Gelatt, 2014)

Iridotomia

As iridotomias são utilizadas para a criação de uma via alternativa para o fluxo aquoso quando o fluxo através da pupila não é possível devido a sinéquias anulares posteriores extensas. Ao criar orifícios na íris periféricos às sinéquias, o fluxo aquoso pode contornar a via normal através da pupila e passar diretamente da câmara posterior para a câmara anterior. (Gelatt, 2014)

2.7.9 Os aparelhos nasolacrimal e lacrimal

O sistema de produção e drenagem de lágrimas é vital para a saúde do olho externo. As glândulas lacrimais dentro da órbita (glândula lacrimal e, em algumas espécies, glândula de Harder), bem como a glândula lacrimal superficial da membrana nictitante (terceira pálpebra), produzem a película lacrimal colectiva pré-corneal ou pré-cular. Esta película é constituída por três camadas: lipídica externa (das glândulas de Meibomian), camada aquosa média (das glândulas lacrimais e da terceira pálpebra) e camada profunda (muco) das células caliciformes da conjuntiva. O sistema de drenagem da lágrima consiste em dois punctos lacrimais (exceto no coelho e no porco, que têm apenas um punctum), dois canalículos, o saco lacrimal (dentro da fossa lacrimal óssea) e o longo e frequentemente tortuoso ducto lacrimal (para esvaziar as lágrimas dentro da cavidade nasal anterior). (Whelan, 2005)

A epífora é a manifestação clínica mais comum. Desenvolve-se secundariamente a obstruções do fluxo lacrimal através do sistema de ductos nasolacrimais ou a uma produção excessiva de lágrimas (ou seja, lacrimação, normalmente em resposta à dor ocular), em que o volume lacrimal ultrapassa o sistema de drenagem normal. Podem desenvolver-se descargas punctuais e oculares mucopurulentas, conjuntivite e fístulas de drenagem do sistema de ductos secundárias à inflamação do saco nasolacrimal (ou seja, dacriocistite). (Gelatt, 2014)

2.7.9.1 A hipertrofia, a inflamação e o prolapso da glândula da membrana nictitante (olho de cereja) são comuns em cães jovens e em determinadas raças (por exemplo, Cocker Spaniel Americano, Beagle, Lhasa Apso, Pequinês, Bulldog Inglês). Na fase aguda, a massa glandular vermelha incha e sobressai sobre a margem anterior do nictitans, e há uma descarga mucopurulenta. (Gelatt, 2005)

Terapia

Embora o inchaço possa diminuir durante curtos períodos, a glândula acaba por permanecer prolapsada. Uma vez que se trata de uma glândula lacrimal importante, deve ser preservada, se possível; a glândula deve ser substituída e fixada com suturas ao rebordo orbital, à fáscia periorbital ou à cartilagem nictitans, ou coberta com mucosa adjacente (técnicas de envelope ou bolsa). A excisão parcial deve ser evitada. A excisão completa pode predispor à ceratoconjuntivite seca em 30% a 40% dos cães em fases posteriores da vida. A resolução cirúrgica ou médica do cherry eye ainda predispõe ~20% destes cães a uma futura ceratoconjuntivite seca. Por conseguinte, estes cães devem ser monitorizados durante vários anos após serem submetidos a cirurgia. (Whelan, 2005)

2.7.9.2 Lacerações

O trauma facial pode resultar em lacerações dos pontos lacrimais, dos canalículos, do canto medial e das pálpebras. As lacerações dos canalículos são diagnosticadas através de um exame biomicroscópico e do teste da bolha, que envolve a canulação de ambos os pontos lacrimais e a injeção de ar. O borbulhar resultante permite ao cirurgião detetar e canular as extremidades canaliculares laceradas com um tubo Silastic®. (Gelatt, 2014)

Reparação cirúrgica

As superfícies palpebrais laceradas são então reparadas por aposição microcirúrgica dos tecidos em torno do ducto canulado. O olho é tratado com soluções antibióticas tópicas quatro vezes por dia até à remoção da cânula (aproximadamente 3 semanas). Estas cirurgias requerem o uso de microscópio operatório (Gelatt, 2014)

2.7.9.3 A dacriocistite (inflamação do saco lacrimal) é geralmente causada pela obstrução do saco nasolacrimal e do ducto nasolacrimal proximal por detritos inflamatórios, corpos estranhos ou massas que pressionam o ducto. Resulta em epífora, conjuntivite secundária refractária ao tratamento e, ocasionalmente, uma fístula de drenagem na pálpebra inferior medial. A irrigação do ducto nasolacrimal revela uma obstrução do ducto, refluxo de secreção mucopurulenta da punta lacrimal, ou ambos. Podem ser necessárias radiografias do crânio após a injeção de material de contraste no ducto (dacriocistorrinografia) para determinar o local, a causa e o prognóstico das obstruções crónicas. O tratamento consiste na manutenção da permeabilidade do canal e na instilação de soluções antibióticas tópicas. Pode ser necessário utilizar tubos (polietileno ou silicone) ou sutura de nylon monofilamento 2-0 temporariamente cateterizada no ducto para manter a permeabilidade durante a cicatrização. Quando o aparelho nasolacrimal tiver sido irreversivelmente danificado, pode ser construída cirurgicamente uma nova via de drenagem (conjuntivorinostomia ou conjuntivoralostomia) para esvaziar as lágrimas para a cavidade nasal, seio nasal ou boca. Os pontos lacrimais imperfurados são uma causa pouco frequente de epífora em cães jovens. A terapia em cães e potros consiste em abrir cirurgicamente o orifício bloqueado e manter a permeabilidade por cateterização durante várias semanas durante a cicatrização. (Whelan, 2005)

2.7.9.4 Neoplasia do ducto nasolacrimal

A neoplasia primária do ducto nasolacrimal é rara em todas as espécies. Foi relatado que o linfoma invadiu o saco lacrimal e induziu dacriocistite.

Pseudotumores do canalículo lacrimal foram relatados em um cão. Os tumores dos cornetos nasais e do seio maxilar, no entanto, podem comprimir ou invadir os ductos nasolacrimais e se espalhar para a órbita através do forame nasolacrimal, causando epífora, secreção mucopurulenta

ou corrimento ocular e nasal serossanguinolento, massas ventrais ao canto medial e sinais orbitais, incluindo prolapso da terceira pálpebra, enoftalmo e hiperemia conjuntival. O diagnóstico de neoplasia nasal com envolvimento do sistema de ducto nasolacrimal é estabelecido por exame clínico, radiografia simples e contrastada, e exames avançados de imagem multi-seccional, e é confirmado através da avaliação microscópica de biópsias nasais. (Gelatt, 2014)

2.7.9.5 A ceratoconjuntivite seca (KCS) deve-se a uma deficiência de lágrima aquosa e resulta normalmente em conjuntivite persistente e mucopurulenta e em ulceração e cicatrização da córnea. A KCS ocorre em cães, gatos e cavalos. Nos cães, está frequentemente associada a uma dacrioadenite autoimune das glândulas lacrimais e nictitanas e é a causa mais frequente de conjuntivite secundária. A esgana, a sulfonamida sistémica e a terapia com AINE, a hereditariedade e o traumatismo são causas menos frequentes de KCS em cães. A KCS ocorre com pouca frequência nos gatos e tem sido associada a infecções crónicas pelo herpesvírus felino-1. Nos cavalos, a KCS pode seguir-se a um traumatismo craniano. A terapia tópica consiste em soluções lacrimais artificiais, pomadas e, se não houver ulceração da córnea, combinações de antibióticos e corticosteróides. Os lacrimogéneos, como a ciclosporina A tópica (0,2%-2%, bid), o tacrolimus (0,02%, bid) ou o pimecrolimus (1%) podem aumentar a produção de lágrimas; a ciclosporina aumenta a formação de lágrimas em cerca de 80% dos cães com valores de teste de lágrimas de Schirmer > *2* mm de humedecimento/min. A pilocarpina oftálmica misturada nos alimentos pode ser útil para a KCS neurogénica (os cães com 10-15 kg devem começar a receber 2-4 gotas de pilocarpina a 2%, duas vezes por dia). Os agentes mucolíticos (por exemplo, acetilcisteína a 10%) lisam o excesso de muco e restauram a capacidade de disseminação de outros agentes tópicos. Na CCK crónica refractária à terapêutica médica, está indicado o transplante do ducto parotídeo. Em geral, a KCS canina requer uma terapia lacrimogénea tópica a longo prazo (frequentemente para toda a vida). (Whelan, 2005).

Tratamento médico

A terapia médica é o principal meio de tratamento das doenças da superfície ocular com deficiência de lágrimas, uma vez que os medicamentos selecionados estimulam frequentemente níveis suficientes de lágrimas para restaurar a saúde da córnea e da conjuntiva. Os regimes de tratamento específicos são adaptados a cada doente e são influenciados pela patogénese subjacente, pela gravidade da doença e pela capacidade do proprietário para cumprir os programas de tratamento recomendados. O tratamento consiste geralmente numa combinação dos seguintes elementos: estimulação da lágrima, substituição da lágrima, agentes antimicrobianos tópicos e/ou orais, mucinólise e terapia anti-inflamatória (Gelatt, 2014)

Os lacrimostimulantes: medicamentos administrados para promover a secreção lacrimal, incluem duas categorias de agentes terapêuticos: os colinérgicos e os imunomoduladores.

Agentes colinérgicos: A glândula lacrimal é inervada tanto pelo ramo parassimpático como pelo simpático do sistema nervoso autónomo. A inervação parassimpática da glândula lacrimal permitiu a utilização de fármacos colinérgicos para estimular as secreções lacrimais em casos selecionados.

A solução oftálmica de pilocarpina tem sido administrada, quer por via tópica quer por via oral, como estimulante da lágrima. O uso de pilocarpina para o olho seco é indicado em casos de KCS resultantes da desnervação parassimpática das glândulas lacrimais, e só será eficaz se alguma glândula lacrimal funcional permanecer. A administração oral tem consistido na aplicação de solução oftálmica a 12% nos alimentos; uma dose oral inicial segura é uma gota de pilocarpina tópica a 2%/10 kg de peso corporal duas vezes por dia. (Gelatt, 2014)

Terapia anti-inflamatória

A terapia anti-inflamatória pode ser um complemento valioso de outras terapias médicas para melhorar sinais clínicos da CCC. Os corticosteróides tópicos são normalmente administrados para minimizar a conjuntivite, aliviar o desconforto e reduzir as opacidades da córnea associadas à queratite crónica. A pomada antibiótica tripla em combinação com a dexametasona é benéfica em muitos doentes com KCS. No entanto, há que ter cuidado ao administrar corticosteróides tópicos, porque a sua utilização pode complicar significativamente a cicatrização de uma córnea ulcerada. (Gelatt, 2000)

Tarsorrafia parcial

Uma tarsorrafia parcial permanente, uma cantoplastia lateral ou medial pode ser benéfica em cães com KCS, especialmente nas raças braquicefálicas, para proporcionar uma maior proteção da córnea e conservar as lágrimas existentes. A cantoplastia lateral é mais fácil de realizar, mas a cantoplastia medial proporciona uma proteção adicional contra a triquíase cantal medial, especialmente em raças braquicefálicas. (Gelatt, 2014).

Em conclusão, devido à falta de sensibilização dos criadores e dos clínicos, os problemas oculares nos animais domésticos estão a agravar-se de dia para dia e não é fácil diagnosticá-los precocemente a olho nu e, para diagnosticar estas doenças oculares, são necessárias muito mais instalações. (Tamilmahan 2013).

Capítulo 3

3.0 MATERIAIS E MÉTODOS

Este trabalho foi realizado em duas fases: Documentação da incidência, diagnóstico e métodos de tratamento das afecções oculares e determinação dos valores da pressão intraocular em cães.

3.1 ESTUDO UM

Para este estudo, foram visitados alguns hospitais veterinários nos Estados de Lagos, Oyo e Ogun que se dedicam predominantemente à prática de pequenos animais. Os ficheiros dos pacientes foram obtidos em cada clínica e verificados quanto à história, incidência, diagnóstico e tratamento de afecções oculares em pacientes apresentados nas clínicas durante um período de 10 anos (2003 - 2013). Os ficheiros foram avaliados com a autorização dos diretores das clínicas e foram extraídas informações de cada ficheiro sobre cada doente que apresentava uma doença ocular.

As informações gerais obtidas incluíram a raça, o sexo, a idade, a cor, a alimentação e o hábito alimentar, o registo de vacinação e o método de gestão.

- História prévia e exame físico efectuados pelo médico sobre doenças ou condições e o regime de tratamento.
- Condições oculares ou manifestação de doença ocular, causa, presença de corrimento ou lesões oculares, número de olhos afectados e tipo de condição/doença.
- Método de diagnóstico/avaliação das doenças oculares apresentadas ao médico
- Método de gestão prescrito e utilizado no tratamento pelo Clínico e pelo Cliente
- Resultado dos métodos de gestão do tratamento, se houve ou não complicações.

3.1.1 CRITÉRIOS DE INCLUSÃO

Foram incluídos no estudo apenas os registos de todos os cães apresentados nas clínicas entre 2003 e 2013, com doenças oculares.

Hospitais veterinários de referência e hospitais veterinários nas grandes cidades que se dedicam predominantemente à prática de pequenos animais.

3.1.2 ANÁLISE ESTATÍSTICA

Todos os dados obtidos foram objeto de uma análise quantitativa (quadros e gráficos)

3.2 ESTUDO DOIS

Este estudo foi realizado entre janeiro de 2014 e maio de 2014. Envolveu a determinação da pressão intraocular (PIO) de cães apresentados em alguns hospitais veterinários nos Estados de Oyo e Ogun, que são maioritariamente hospitais de pequenos animais nos locais de estudo. Os valores médios±SD da PIO foram determinados em 459 cães (918 olhos) examinados. Foram registados a idade, a raça e o sexo dos cães, o hábito alimentar, o historial de doenças anteriores e os registos de vacinação foram obtidos junto do proprietário, assim como o historial de doenças oculares anteriores e as queixas.

Métodos

a. Exame clínico

Todos os cães foram submetidos a um exame clínico de rotina completo de todo o sistema corporal para determinar o seu estado de saúde. Os dados oftálmicos básicos, incluindo a presença de corrimento ocular, dor ocular, vermelhidão, inchaço, assimetria, opacidade e outros sinais/sintomas oculares, foram obtidos a olho nu e com recurso a um oftalmoscópio.

b. Medição da PIO com Tonovet® Tonometer

A PIO de cada sujeito foi medida com o Tonovet®, um tonómetro baseado no novo método patenteado de indução de ressalto que permite uma medição rápida e precisa sem recurso a anestesia local. As medições foram efectuadas manualmente, em fracções de segundo, com o sujeito sentado na mesa de exame, a fim de obter uma leitura precisa; o nariz do cão foi apontado para o teto. Todas as medições foram efectuadas numa hora fixa, entre as 9:00 e as 11:00 horas de cada dia, para minimizar o efeito das variações diurnas.

A técnica

A ponta da sonda atinge brevemente o centro da córnea, horizontalmente, a uma distância de 4-8 mm e num ângulo de 90°. Este processo rápido não causa qualquer desconforto ao doente. Na maioria dos casos, o animal nem sequer pestaneja e não se apercebe de que a sonda toca no seu olho. A medição é efectuada premindo ligeiramente o botão. Após cada medição bem sucedida, ouve-se um breve sinal sonoro. Após 6 medições consecutivas, ouve-se um sinal sonoro mais longo e é apresentada a pressão intraocular. Após a 1ª medição, é apresentado o valor medido da pressão intraocular.

Após a 2ª medição, em vez de ser apresentado o 2º valor medido, é apresentada uma média da 1ª e 2ª medições.

Da mesma forma, após a 3ª medição, é apresentada uma média da 1ª, 2ª e 3ª medições.

As leituras após a 4ª e 5ª medições seguem a mesma lógica.

A última (6ª) leitura é calculada utilizando uma fórmula diferente. A mais alta e a mais baixa de todas as seis medições são eliminadas e é apresentado um valor médio das quatro medições restantes.

3.2.1 CRITÉRIOS DE INCLUSÃO E EXCLUSÃO

Hospitais veterinários de referência e hospitais veterinários nas grandes cidades que se dedicam predominantemente à prática de pequenos animais

Os cães com doenças oculares atualmente em tratamento foram excluídos porque a medicação pode afetar os valores da PIO.

3.3 ANÁLISE ESTATÍSTICA

Todos os dados obtidos no trabalho foram submetidos a uma análise estatística utilizando a média, o desvio padrão e o teste T de Student. Todos os valores de $P < 0,05$ foram considerados significativos.

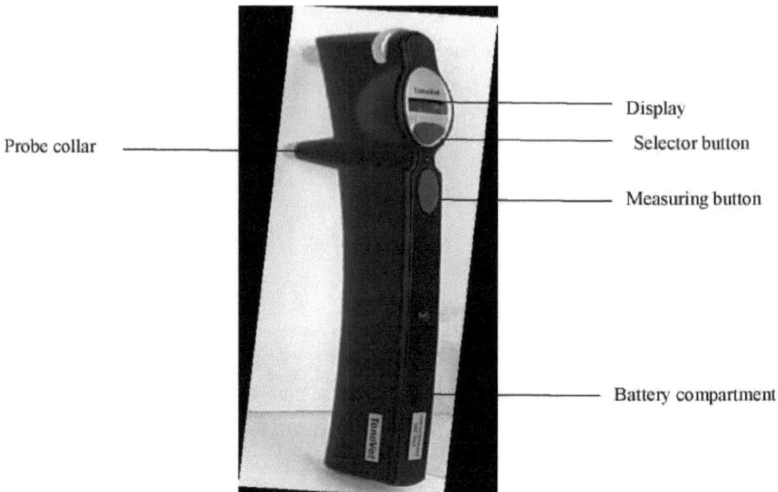

Placa 3.1. Tonometro TonoVet.

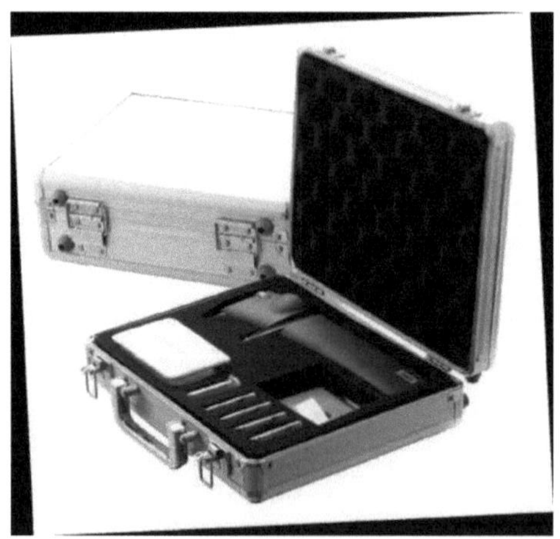

Placa 3.2. Tonometro TonoVet embalado numa caixa de aço.

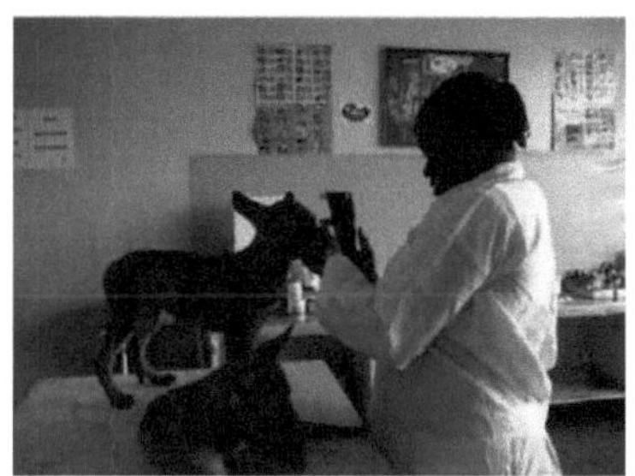
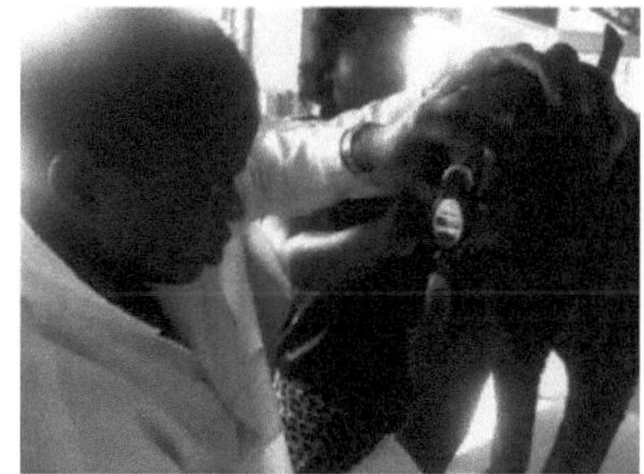

Placa 3.3. Uma medição da PIO em corte transversal efectuada pelo aluno em diferentes clínicas.

Capítulo 4

4.0 RESULTADOS

4.1 ESTUDO UM

Durante o período em referência, registou-se um total de 231 casos de afecções oculares em cães, de um total de 3 488 casos examinados. A incidência de afecções oculares em cães foi de 6,62%.

A distribuição etária mostrou que a maioria dos casos (68,80%) foi registada em animais com menos de 5 anos de idade, como se pode ver na figura 1. Os animais mais velhos (>5 anos) foram menos afectados (6,93%). Os cães de meia-idade (1-5 anos) parecem ser mais propensos a afecções oculares do que os animais jovens (<1 ano) e mais velhos (>5 anos).

Em termos de sexo, foram afectadas mais fêmeas (42,42%) do que machos (35,49%), não tendo sido documentados os registos de sexo em 22,08% dos animais com afecções oculares inquiridos (figura 2).

Na figura 3, a distribuição das raças revelou que a Alsaciana foi a mais afetada (22,08%), enquanto outras, como a raça Toy, Rottweiler, Boerboel e Mongrel, foram igualmente e moderadamente afectadas. A raça caucasiana teve a menor incidência (2,16%). A afetividade da raça não foi especificada em 16,02% dos casos apresentados com afecções oculares.

O diagnóstico das afecções oculares baseou-se no exame físico/manipulação do olho em 47,18% dos casos, enquanto os meios auxiliares de diagnóstico, sob a forma de oftalmoscópio, luz de fenda e tonómetros, foram utilizados em 22,08%, 13,85% e 9,96% dos casos, respetivamente, como mostra a figura 4.

A causa da afeção ocular era desconhecida em 60,61% dos casos, enquanto 16,02% e 12,99% dos casos de afecções oculares documentados foram causados por mordedura de cobra e mordedura de cão/luta, respetivamente (figura 5). Das causas documentadas de afecções oculares, a maioria (35 em 100) dos casos estava associada a traumatismo, enquanto 4 em 100 se deviam a infecções sistémicas.

Com base na figura 6, localização anatómica das afecções oculares, a maior incidência foi na pálpebra/conjuntiva 58,01% e, em menor grau, no cristalino/globo (22,51%) e na córnea (19,48%).

Na figura 7, a categorização clínica das afecções oculares revela a maior incidência de conjuntivite (30,30%), seguida de proptose/edema/inchaço do olho (22,94%) e opacidade da córnea (11,69%). Outras condições como laceração da pálpebra, olho de cereja, catarata, glaucoma, úlcera da córnea, entrópio e hifema foram igualmente representadas por ordem decrescente de incidência. Os registos de categorização clínica das afecções oculares não foram especificados em 3,03% dos casos inquiridos.

Entre as afecções laterais, ambos os olhos apresentaram (54,98%), com o olho direito (25,11%) a apresentar uma incidência mais elevada do que o olho esquerdo (13,42%), como mostra a tabela 8.

A maioria (70,13%) das afecções oculares inquiridas foram tratadas medicamente, sendo a gentamicina o antibiótico mais prescrito em 35,49%, seguido do cloranfenicol (). Enquanto 19,91% dos casos foram tratados cirurgicamente, sendo a reparação da pálpebra (58,06%) e a enucleação (38,71) as cirurgias mais realizadas.

Tabela 4.1. DISTRIBUIÇÃO ETÁRIA DAS AFECÇÕES OCULARES EM CÃES

Idade	Número de casos	Percentagem (%)
< 1 ano	56	24.24
1-2 anos	44	19.05
2-5 anos	52	22.51
>5 anos	16	6.93
Não especificado	63	27.27

Figura 4.1. DISTRIBUIÇÃO ETÁRIA DAS AFECÇÕES OCULARES EM CÃES

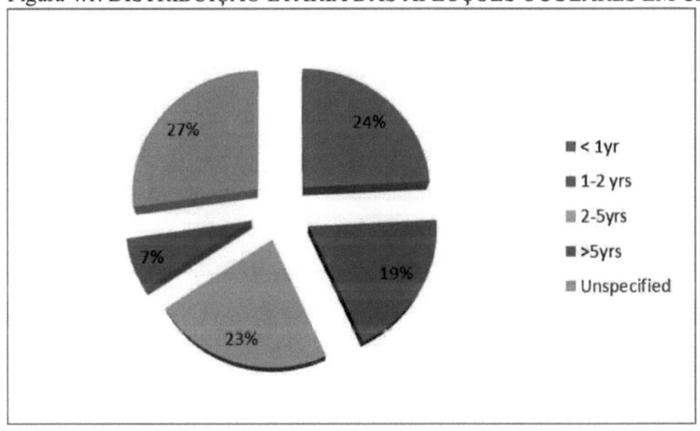

Tabela 4.2. DISTRIBUIÇÃO POR SEXO DAS AFECÇÕES OCULARES EM CÃES

Sexo	Número de casos	Percentagem (%)
Feminino	98	42.42
Masculino	82	35.49
Não especificado	51	22.08

Figura 4.2. DISTRIBUIÇÃO POR SEXO DAS AFECÇÕES OCULARES EM CÃES

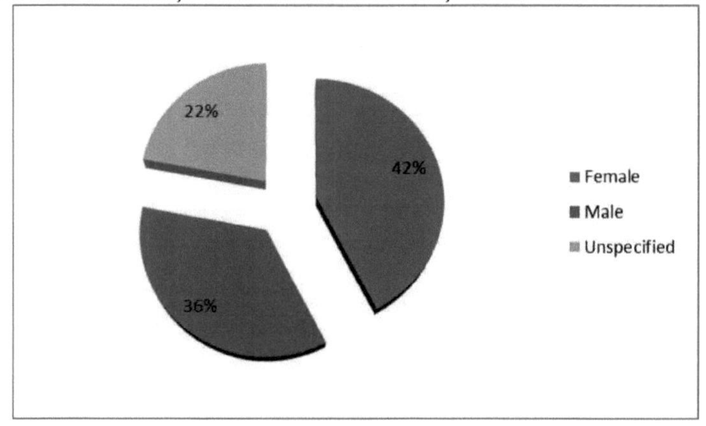

Tabela 4.3. DISTRIBUIÇÃO POR RAÇA DAS AFECÇÕES OCULARES EM CÃES

Raça	Número de casos	Percentagem (%)
alsaciano	51	22.08
Raça de brinquedo	36	15.58
Não especificado	36	15.58
Rottweiler	34	14.72
Boerboel	29	12.55
Mongrel	19	8.23
Touro mastim	8	3.46
Neo mastim	7	3.03
Pressa	6	2.59
caucasiano	5	2.16

Figura 4.3. DISTRIBUIÇÃO POR RAÇAS DAS AFECÇÕES OCULARES EM CÃES

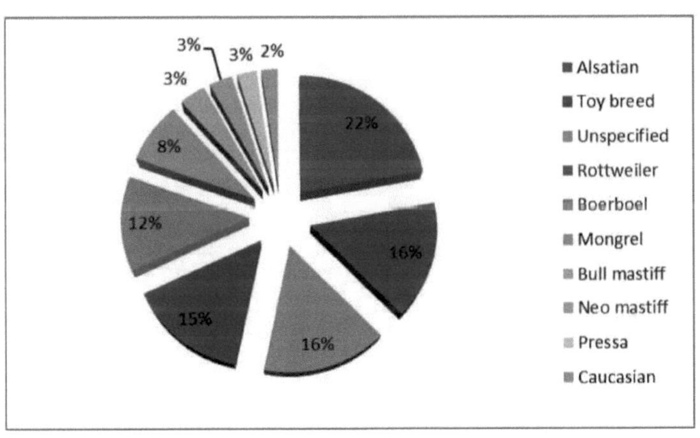

Tabela 4.4. MÉTODOS DE DIAGNÓSTICO DE AFECÇÕES OCULARES EM CÃES

Ferramentas de diagnóstico	Número de casos	Percentagem (%)
Oftalmoscopia	51	22.08
Tonometria	23	9.96
Gonioscopia	0	0
Luz de fenda	32	13.85
Exame físico	109	47.18
Não especificado	16	6.93

Figura 4.4. MÉTODOS DE DIAGNÓSTICO DE AFECÇÕES OCULARES EM CÃES

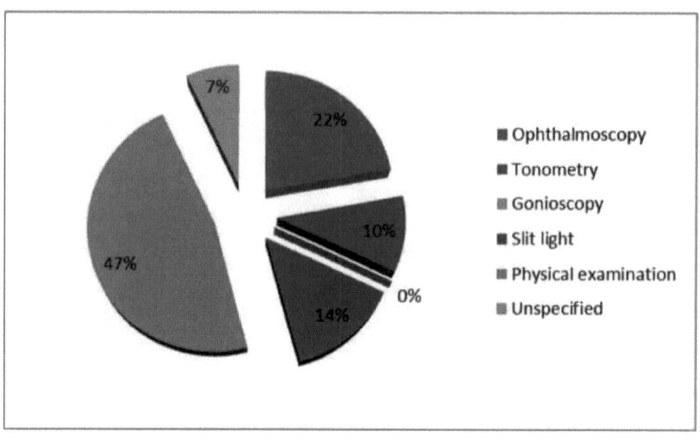

Tabela 4.5. CAUSAS DE AFECÇÕES OCULARES DOS CÃES

Causas	Número	Percentagem (%)
Picada de cobra	37	16.02
Doença sistémica	10	4.33
Acidente automóvel	0	0
Tiro	7	3.03
Mordedura de cão	30	12.99
Gaiola	7	3.03
Não especificado	140	60.61

Figura 4.5. CAUSAS DE AFECÇÕES OCULARES EM CÃES

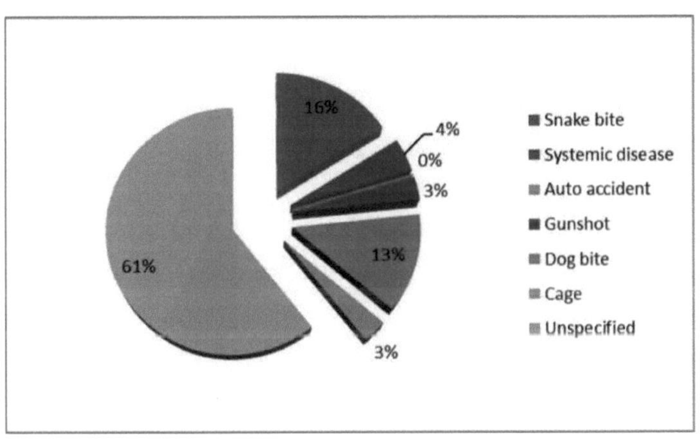

Casos	Número	Percentagem (%)
Conjuntiva	70	30.30
Pálpebras	64	27.71
Córnea	45	19.48
Lente\globo	45	19.48
Não especificado	7	3.03

Figura 4.6. CLASSIFICAÇÃO ANATÓMICA DAS AFECÇÕES OCULARES EM CÃES

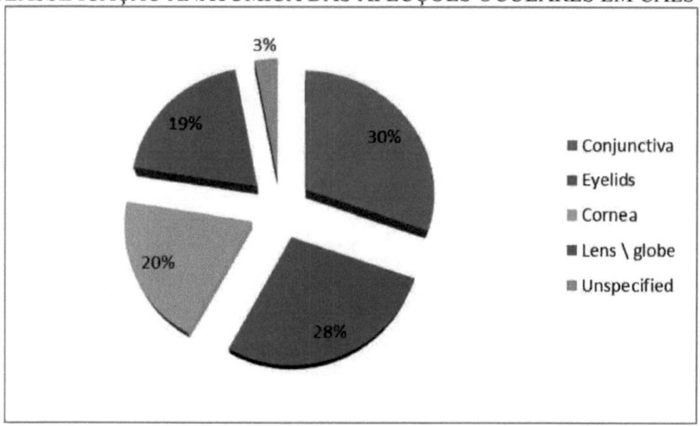

Tabela 4.7. CATEGORIZAÇÃO CLÍNICA DAS AFECÇÕES OCULARES EM CÃES

Classe	Número	Percentagem (%)
Conjuntivite	70	30.30
Proptose/Olhos inchados	53	22.94
Opacidade da córnea	27	11.69
Laceração da pálpebra	16	6.93
Olho de cereja	15	6.49
Catarata	13	5.63
Edema da córnea	8	3.46
Glaucoma	8	3.46
Ulceração da córnea	7	3.03
Não especificado	7	3.03
Inversão da pálpebra/entropiona	4	1.73
Hifema	3	1.29

Figura 4.7. CATEGORIZAÇÃO CLÍNICA DAS AFECÇÕES OCULARES EM CÃES

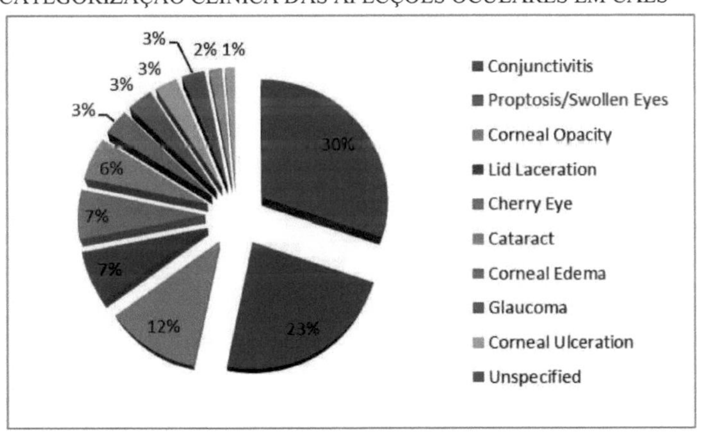

Olho afetado	Número	Percentagem (%)
Ambos	127	54.48
Certo	58	25.11
Esquerda	31	13.42
Não especificado	15	6.49

Figura 4.8. LOCALIZAÇÃO DAS AFECÇÕES OCULARES EM CÃES

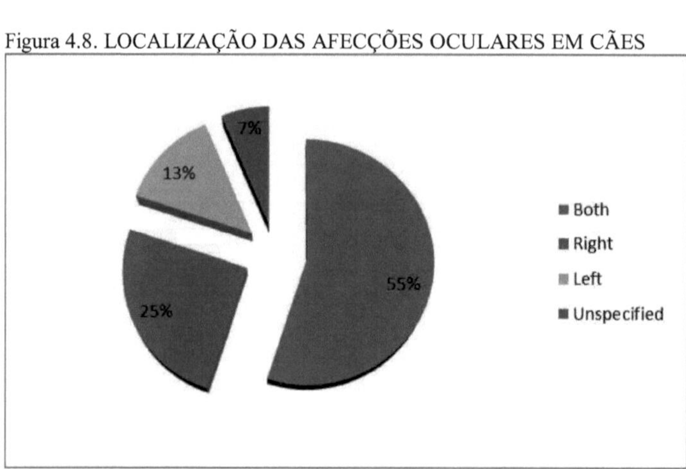

Tabela 4.9. TIPOS DE GESTÃO TIPOS DE AFECÇÕES OCULARES EM CÃES

Método	Número	Percentagem (%)
Médico	162	70.13
Cirúrgico	46	19.91
Médico + cirúrgico	16	6.93
Não especificado	7	3.03

Figura 4.9. TIPOS DE GESTÃO TIPOS DE AFECÇÕES OCULARES EM CÃES

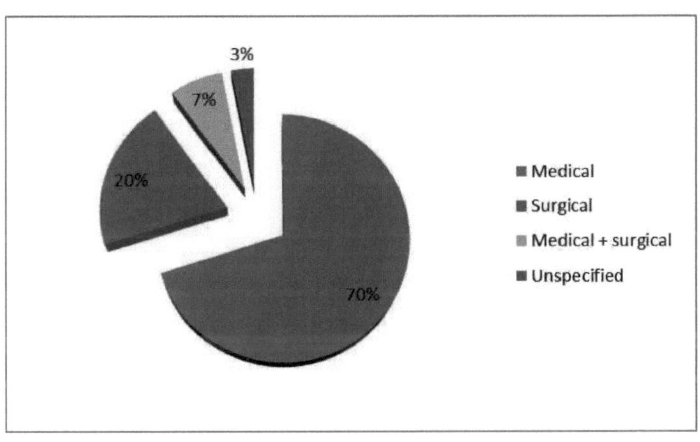

Tabela 4.10. MEDICAMENTOS UTILIZADOS NO TRATAMENTO DAS AFECÇÕES OCULARES EM

CÃES

Drogas	Número	Percentagem (%)
Gentamicina	82	35.42
Cloranfenicol	57	24.68
Dexametasona	37	16.02
Prednisolona	23	9.96
Timoptol (miótico)	17	7.36
Chymoral	9	3.89

Figura 4.10. MEDICAMENTOS UTILIZADOS NO TRATAMENTO DAS AFECÇÕES OCULARES EM

CÃES

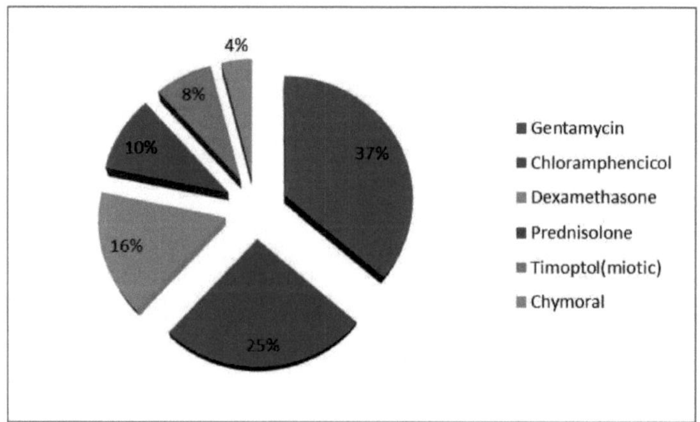

Tabela 4.11. PROCEDIMENTO CIRÚRGICO UTILIZADO NA GESTÃO OCULAR AFECÇÕES EM CÃES

Procedimento	Número	Percentagem (%)
Cereja da tampa (reparação)	34	58.06
Enucleação	24	38.71
Tarsorrafia	4	6.45

Figura 4.11. PROCEDIMENTO CIRÚRGICO UTILIZADO NA GESTÃO OCULAR AFECÇÕES EM CÃES

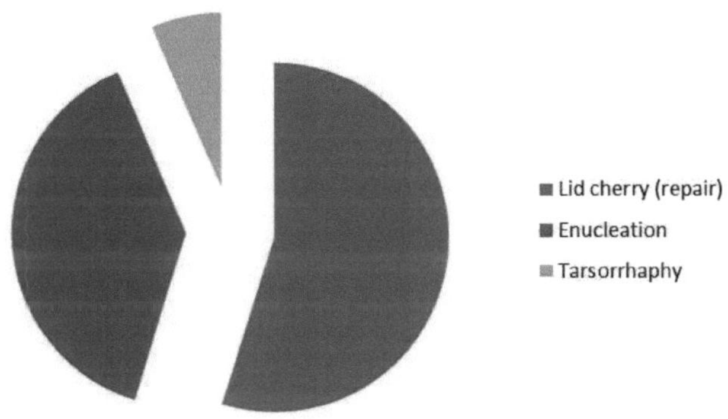

4.2 ESTUDO DOIS

Os valores da pressão intraocular (PIO) foram determinados em 459 cães (918 olhos) examinados. Deste número, 165 (35,94%) e 294 (64,06%) foram considerados clinicamente saudáveis e não saudáveis, respetivamente. A PIO média em todos os animais examinados foi de 17,02±7,26 mmHg (variação de 03-63). A PIO média em cães clinicamente saudáveis e não saudáveis foi de 16,44±8,18 mmHg (variação de 11-41) e 17,02±7,26 mmHg (variação de 03-63), respetivamente, sem diferença significativa ($P>0,05$) entre as duas classes (Tabela 12).

Dos animais examinados que apresentavam vários sinais/sintomas de afecções oftálmicas, os animais com secreção mucopurulenta dos olhos e os que apresentavam olho opaco/claro tiveram sua PIO média altamente significativa ($P<0,05$) quando comparados aos cães sadios (Tabela 13), enquanto os demais sintomas apresentados não apresentaram diferença significativa quando comparados.

Em termos de sexo, foram examinados 213 (46,41%) homens e 246 (53,59%) mulheres, respetivamente, sem diferença significativa ($P>0,05$) na PIO média de ambos os sexos e entre os sexos (Tabela 14).

A idade parece ter uma influência significativa na PIO média em cães com menos de um ano de idade. Houve um aumento significativo ($P<0,05$) da PIO média em cães (258; 56,20%) com menos de um ano de idade. No entanto, não foi observada diferença significativa ($P<0,05$) entre as outras faixas etárias (Tabela 15).

A média da PIO em cães com várias doenças é apresentada na tabela 16. As afecções oculares e a infeção por parvo-viral parecem influenciar significativamente a PIO média ($P<0,05$).

A distribuição da PIO nas várias raças examinadas é apresentada na tabela 17. O Alsaciano (174; 37,91%) foi o mais representado, enquanto o Chow-chow, o Mastim Neopolitano e o Samoieda (1,31%; 6 casos cada) foram os menos representados dos cães examinados. E não foi observada qualquer diferença significativa na PIO média.

Geral	Número	%	Média ±S .D	Valor P
Não saudável	294	64.050	16.436±3.178	0.286
Saudável	165	35.950	18.267±5.454	0.092
Total	459	100	17.016±7.255	

Tabela 4.13. PRESSÃO INTRA-OCULAR EM CÃES COM SINAIS DE AFECÇÕES EM CÃES

Sinais	Número	%	Média ± S.D	valor p.
Mucopurulento	39	8.500	12.269±5.178	0.004*
Disg seroso	12	2.610	17.500±10.058	0.465
Olhos esbugalhados (edema)	12	2.610	21.500±13.121	0.272
Conjuntivite	12	2.610	21.625±7.181	0.146
Opaco\nublado	9	1.910	7.500±3.041	0.011*

Tabela 4.14. PRESSÃO INTRA-OCULAR DE CÃES EM VÁRIOS GRUPOS DE SEXO

Sexo	Número	%	Média ± S.D	Valor P.
Masculino	213	56.200	15.620±7.759	0.422
Feminino	246	53.59	16.594±6.416	0.322

Tabela 4.15. PRESSÃO INTRA-OCULAR DE CÃES EM VÁRIOS GRUPOS ETÁRIOS

Anos	Número	%	Média ± S.D	Valor P.
<1	258	56.200	15.620±5.463	0.043*
1-2	114	24.840	19.911±6.962	0.140
2-5	69	15.030	17.152±6.612	0.140
>5	18	3.920	23.100±21.105	0.277

Tabela 4.16. PRESSÃO INTRA-OCULAR DE CÃES COM VÁRIAS DOENÇAS CONDIÇÃO

Doença	Número	%	Média ± S.D	Valor P.
Babs \tryps	71	15.460	19.844±10.699	0.081
Helmintose	65	14.160	16.614±4.166	0.354
Parvo viral	44	9.580	14.789±5.973	0.016*
Trauma	43	9.360	17.500±6.294	0.410
Mange	23	5.010	17.900±12.784	0.398
Infeção ocular	17	3.700	14.990±4.810	0.031*
Condição do ouvido	15	3.270	19.750±4.907	0.175
Miíase	7	1.530	20.500±3.041	0.088
Envenenamento	6	1.310	18.170±1.290	0.245
Outros	6	1.310	16.030±3.110	0.076

Tabela 4.17. PRESSÃO INTRA-OCULAR EM VÁRIAS RAÇAS DE CÃES

Raças	Número	%	Média ± S.D	Valor P.
alsaciano	174	37.910	16.525±7.661	0.082
Boerboel	69	15.030	16.761±8.625	0.222
Mongrel	58	12.630	18.094±4.652	0.449
Rottweiler	47	10.230	16.222±6.408	0.117
Lhasa apso	18	3.920	14.917±2.923	0.119
Pitbull	15	3.270	19.100±3.647	0.329
caucasiano	15	3.270	16.000±4.301	0.159
Cumeeira	12	2.610	15.875±7.761	0.292
Touro mastim	9	1.960	12.500±7.550	0.158
Labrador	9	1.960	28.833±10.017	0.104
Chihuahua	8	1.740	12.333±6.171	0.117
Dobbermann	7	1.530	18.750±6.010	0.464
Chowchow	6	1.310	19.500±2.121	0.278
Neo mastim	6	1.310	18.500±2.828	0.464
Samoieda	6	1.310	16.000±2.121	0.170

'*' indica que o valor é altamente significativo (P<0,05) em comparação com o valor médio da PIO clinicamente saudável.

5.0 DISCUSSÃO

Durante este estudo, foi analisado um total de 231 casos de afecções oculares ao longo de um período de 10 anos, de 2003 a 2013, nas várias clínicas veterinárias visitadas/escolhidas como locais de estudo.

Os resultados obtidos estabeleceram que o diagnóstico das afecções oculares se baseava, na maioria dos casos, no exame clínico e na manipulação e, em menor grau, na utilização de meios auxiliares de diagnóstico, tais como oftalmoscópios e tonómetros.

Da mesma forma, os registos obtidos evidenciaram que não houve uma alteração dramática no número de casos de afeção ocular notificados, apesar do aumento observável no número de animais apresentados a estas clínicas de animais, o que pode dever-se provavelmente a uma maior sensibilização por parte dos proprietários e criadores de cães, na sequência de uma maior procura de cães e da aquisição de cães em resposta a desafios económicos e de segurança. A incidência global de afecções oculares registada neste estudo foi de 6,62%. Este resultado foi inferior, mas comparável aos 8,96% registados por Tyagi 2009 no seu estudo.

No estudo apresentado, um número significativo de casos documentados (90,47%) ocorreu em cães com menos de 5 anos de idade, com 65,79% deles registados em cães com menos de 2 anos de idade, enquanto apenas 6,93% foram registados em animais com mais de 5 anos. Isto é contrário à observação ou aos resultados de Tyagi (2009) e Tamilmahan *et al.* (2013), que registaram um aumento da incidência com idades superiores a 5 anos, provavelmente porque o seu trabalho incidiu sobre a catarata, que é comum em cães idosos.

Parece que a elevada incidência de afecções oculares observada em animais jovens (com menos de um ano) neste estudo pode provavelmente dever-se à atenção preferencial geralmente concedida a cães exóticos jovens, que são frequentemente adquiridos por razões económicas no local do estudo.

A distribuição sazonal das afecções oculares não pôde ser determinada neste estudo devido à ausência de tal documentação nos registos de casos auditados. No entanto, estudos anteriores mostraram que a maior incidência de afecções oculares está associada a condições meteorológicas desfavoráveis (Pratap *et al.*, 2005, Tamilmahan *et al.*, 2013).

A ocorrência global de afecções oculares em cães com base nas causas, tal como demonstrado na maioria dos casos registados, era maioritariamente desconhecida ou não especificada. No entanto, as lesões relacionadas com mordeduras (mordeduras de cães e cobras) representaram cerca de 72,7% das causas de afecções oculares registadas nos casos em que as causas foram especificadas. Num estudo relacionado com a ocorrência de várias doenças oculares em diferentes animais domésticos ou espécies, as lesões traumáticas constituíram as principais causas de afecções oculares (Kalaiselvan *etal.*, 2009).

Com base na localização anatómica e na classificação das lesões, o estudo revelou uma variedade de distúrbios, com a pálpebra/conjuntiva a ter a maior incidência (58,01%) e, em menor grau, o cristalino (22,51%) e a córnea (19,48%). Este facto é contrário aos resultados de Sale *et al.* (2013), que registaram a maior incidência de lesões no cristalino. O diagnóstico de lesões que afectam o cristalino e outras estruturas internas do olho exige uma maior competência profissional e equipamento especializado. Os recursos necessários para um diagnóstico adequado são escassos nos vários locais de estudo, que podem ter capacidades de diagnóstico limitadas.

A categorização clínica das afecções oculares revelou condições multifacetadas, tendo a conjuntivite ou casos não especificados a incidência mais elevada (30,30%), seguida de perto pela proptose/bolo ocular inchado, com uma incidência de 22,94%. Num estudo semelhante, tanto Sale *et al.* (2013) como Tyagi (2009) referiram a catarata relacionada com a idade como a afeção ocular mais comum em cães. É instrutivo notar que ambos os estudos também relataram aumento da incidência com a idade e relataram a ocorrência de afeção ocular mais em animais mais velhos (5 anos ou mais). O nosso estudo registou uma maior incidência em animais com menos de 5 anos de idade.

Uma avaliação crítica do estado das práticas de diagnóstico e de gestão revelou que o diagnóstico das afecções oculares foi feito sem a utilização de meios e equipamentos de diagnóstico adequados. Do mesmo modo, a maioria dos casos registados no estudo foi tratada medicamente, o que se deveu a limitações de recursos em termos de disponibilidade de profissionais altamente qualificados e à falta e/ou inadequação de equipamento para tratar os casos em que a cirurgia poderia ter sido indicada. Neste estudo, não foi registada nenhuma cirurgia especial que exigisse equipamento especializado, como um

oftalmoscópio operatório e uma unidade de facoemulsificação para cirurgia da catarata.
Esta observação pode sugerir que os casos graves com potencial perda de visão não foram apresentados ou não foram dadas opções terapêuticas adequadas devido à falta de recursos humanos e materiais. Como era de esperar, foi utilizada uma vasta gama de antibióticos/antimicrobianos no tratamento das afecções oculares nos locais de estudo, sendo a gentamicina e o cloranfenicol os dois antibióticos mais administrados para as afecções ou casos oculares.

A pressão no interior do olho, a pressão intraocular (PIO), baseia-se no equilíbrio entre a produção e a drenagem do humor aquoso. É necessária uma pressão intraocular equilibrada para manter o olho em forma, fornecer nutrientes à estrutura intraocular e manter o funcionamento normal destas estruturas. O aumento da pressão intraocular ocorre quando há uma drenagem deficiente do humor aquoso do olho. A diminuição da PIO resulta de uma produção reduzida ou, em caso de lesão, de uma fuga através de um defeito na parede do globo.

Existem dois métodos para medir a PIO em animais. Estes incluem a tonometria de indentação e a tonometria de aplanação. No presente estudo, utilizámos o Tonovet®, um tonómetro baseado na indentação. O instrumento foi considerado bastante adequado para medir a PIO nos cães conscientes examinados.

A PIO média de 18,27±5,45 mmHg registada neste estudo compara-se favoravelmente com os valores registados por outros trabalhadores que utilizaram instrumentos semelhantes (Gelatt e Mackay 1998, Garcia-Resua *et al.*, 2006, ElMallah e Asrani 2008) e outros tipos de instrumentos (Andrade *et al.*, 2012, Fereydoun *et al.*, 2013).

O valor médio da PIO de 17,02±7,26 mmHg obtido para todos os 459 cães examinados não diferiu significativamente (P=0,291) quando comparado com animais clinicamente saudáveis. Da mesma forma, não houve diferença significativa entre a PIO média de cães clinicamente saudáveis e não saudáveis. Este resultado pode sugerir que a totalidade das condições de doença documentadas no estudo não teve uma influência significativa na alteração da pressão intraocular. No entanto, a alteração significativa da PIO em cães com infeção pelo vírus da parvo relatada neste estudo requer mais esclarecimentos sobre o mecanismo. Como era de se esperar, a PIO média em cães com várias afecções oculares foi significativamente diferente (P=0,041) em comparação com a normal.

Os sinais de descarga mucopurulenta e de opacidade da córnea em alguns dos cães examinados foram associados a uma alteração altamente significativa da PIO média (P=0,004 e P=0,011), respetivamente. Este achado pode ter valor prognóstico em pacientes submetidos a avaliação de distúrbios oculares.

Em termos de raça, a Alsaciana foi a mais representada (37,91%) entre as 15 raças de cães examinadas. A elevada representação pode dever-se à preferência por esta raça específica nos locais de estudo (Akinrinmade e Akinrinde, 2013). Gellat e Mackay, 1998, referiram que a raça não tem qualquer influência significativa na PIO média dos cães.

No presente estudo, 52,20% e 24,84% dos cães examinados tinham menos de 1 ano e 1-2 anos de idade, respetivamente. Registou-se um aumento estatisticamente significativo (P=0,043) da PIO média entre cães com menos de 1 ano e cães com 1-2 anos de idade, ao passo que não se observou qualquer alteração significativa da PIO à medida que a idade aumenta de 2 anos para mais de 5 anos. Isto é contrário aos resultados de Gelatt e Mackay 1998, que registaram um declínio significativo da PIO à medida que a idade aumenta de 2 anos para mais de 6 anos.

A relação entre a PIO e a idade não é totalmente compreendida. Qureshi, 1995, relatou uma correlação direta entre a idade e a PIO. A diferença de idade na medição da PIO é afetada pela localização da sonda na córnea. Gonzalez-Meyome *et al.*, (2011) registaram uma correlação positiva entre a idade e a medição da PIO na córnea central. No entanto, foi relatado que a espessura da córnea central não afecta as leituras da PIO com o tonómetro de ressalto (Farrahi *et al.*, 2013). Os factores da córnea não fizeram parte das nossas considerações neste estudo.

Embora a medição da PIO tenha sido determinada em animais conscientes não anestesiados, no presente estudo não deve ser descartada a importância da alteração da PIO associada ao uso de anestesia geral em doentes submetidos a cirurgia oftálmica. Os fármacos depressores do sistema nervoso central, os hipnóticos, os narcóticos, os tranquilizantes maiores e os agentes anestésicos voláteis estão associados a uma redução da PIO, exceto a cetamina e o tricloroetileno (Jantzen, 1998, Cunningham e Berry, 1996). Por conseguinte, apoiamos vivamente a inclusão da medição de rotina da PIO nos protocolos de avaliação pré-cirúrgica dos doentes submetidos a cirurgia ocular.

A medição da PIO é uma das partes mais importantes do exame ocular, especialmente em doentes em risco de glaucoma, nos quais uma avaliação precisa da PIO é crucial para o diagnóstico e a tomada de decisões relativamente às modalidades de tratamento. Embora a manometria seja o método mais exato para a medição da PIO, não é utilizada na prática de rotina devido à sua natureza invasiva (Chihara, 2008). O padrão de ouro atual para a medição da PIO é o tonómetro de aplanação de Goldmann (GAT), em relação ao qual são comparados outros métodos de medição da PIO (Chihara, 2008). Ao contrário do Tonovet® utilizado no nosso estudo, o GAT tem em consideração factores como a cicatriz ou o edema da córnea central e a biomecânica da córnea na sua medição (Farrahi *et al.*, 2013).

No entanto, a utilização de anestesia tropical e o contacto direto com a córnea aumentam o risco de infeção e lesão da córnea com a medição da GAT (Chihara 2008).

CONCLUSÃO

Em conclusão, a tonometria não fazia parte do protocolo de exame geral utilizado na maioria das clínicas de animais inquiridas, provavelmente devido a limitações de recursos humanos e materiais. Existe uma documentação deficiente dos casos de afecções oculares nas várias áreas de estudo e falta de instalações em termos de instrumentos e equipamento adequados para o diagnóstico de afecções oculares. Isto sublinha a necessidade de uma documentação correta dos casos e da disponibilidade de recursos humanos e materiais adequados e apropriados para a resolução rápida de conflitos de diagnóstico e para uma gestão adequada das afecções oculares.

6.1 RECOMENDAÇÃO

Deve ser efectuada uma documentação adequada dos casos e o diagnóstico final deve ser feito com a utilização de instrumentos adequados

A incorporação da tonometria nos exames gerais e oftalmológicos de rotina deve ser empregue como uma parte essencial dos cuidados de saúde dos animais de companhia e um cumprimento rigoroso das normas do hospital veterinário da lista de verificação de autoavaliação.

REFERÊNCIAS

Acosta, A.C.,(2007) Estimativa da pressão intraocular em coelhos com tonómetros comummente utilizados. Ophthalmic Surg Lasers Imaging. 38(1): p. 43-9.

Ahn, J.T., (2012) Precisão das medições da pressão intraocular em cães utilizando dois tonómetros diferentes e lentes de contacto moles terapêuticas planas. Vet Ophthalmol,. 15 Suppl 1: p. 83-8.

Akinrinmade, Joseph Fadeyemi e Akinrinde, Akinleye Stephen (2012). Ferida de mordedura precoce em cães em Ibadan, no sudoeste da Nigéria. J. Vet. Med. Anim. Hlth. 5 (7), 195-201.

Andrade, S.F., R.J. Palozzi, R. Giuffride, R.J. DeCampos, C. Santos Gde e R.M. Fukui(2012) Comparação das medições da pressão intraocular entre os tonómetros de aplanação Tono-Pen XL(R) e Perkins(R) em cães e gatos. Vet Ophthalmol,. 15 Suppl 1: p. 14-20.

Beranek J. And Vit P.J., Current examination methods of the canine eye (recuperado em setembro de 2014)

Bernhard M. Spiess e Simon A. Pot (2013) Doenças e Cirurgia da Órbita Canina. In: Veterinary Ophthalmology. Lippincott Williams e Wilkins, Filadélfia, Baltimore. (quinta edição)

Bjerkas Ellen (2013). Pressão Intraocular e Tonometria. www.kruuse.com

Dicionário veterinário Black's

Broadwater, J.J.,(2008) Efeito da posição do corpo na pressão intraocular em cães sem glaucoma. AmJ Vet Res,. 69(4): p. 527-530.

Chihara E (2008). Avaliação da pressão intraocular verdadeira: o fosso entre a teoria e os dados práticos. Surv Opthalmol 53 (3) 203-218.

Coppinger, Ray (2001). Dogs: Startling New Understanding of Canine Origin, Behavior and Evolution . Nova Iorque: Scribner. p. 352.

Cunningham AJ, Barry P (1996). Intraocular Pressure - Physiology and Implications for Anaesthesia Management. Can. Anaesth. Soc. J. 33 (2)195-206.

Davidson G. Michael e Nelms R. Susan (2013) . Doenças do cristalino e formação de cataratas. In: Veterinary Ophthalmology. Lippincott Williams e Wilkins, Filadélfia, Baltimore. (quinta edição)

Denise Jones, (2006) Saunders manual of small animal practice, third edition ch 1 pp3.

Dewey, T. e S. Bhagat. (2002). "Canis lupus familiaris", Animal Diversity Web. Recuperado em 6 de janeiro de 2009.

Cão" . Dicionário.com.

El Mallah MK, Asrani SG (2008). Novas formas de medir a pressão intraocular (2) 122126.

Ellen Bjerkas,(recuperado em 2013)Pressão intraocular (PIO) e tonometria

Faraahi F, Sharifipour F, Malekanmadi M, Cheraqtian B (2013). Comparação do tonómetro de ressalto IOPen com o tonómetro de aplanação Goldmann. Int. J. Opthalmol. 6 (5) 637-640.

Fereydoun Farrari, Farideh Sharifipour, Mohammad Malekahmadi, Bahman Cheraghian (2013). Comparação do tonómetro de ressalto da PIO com o tonómetro de aplanação Goldmann em diferentes níveis de PIO. Int. J. Opthalmol 6 (5) 637-640.

Foster & Smith (recuperado em 2014) Anatomia e Função do Olho em Animais. Valores e Ciência Básica / Anatomia do Olho: Departamento de Serviços Veterinários e Aquáticos.

Frans C. Stades e Alexandra van der Woerdt (2013) Diseases and Surgery of the Canine Eyelids (Doenças e Cirurgia das Pálpebras Caninas). Em: Gelatt, K.N., (2013). Veterinary Ophthalmology. Lippincott Williams e Wilkins, Filadélfia, Baltimore. (quinta edição)

Gadke Karen (2007), Vet check: Diseases of the Canine Eyes (Doenças dos Olhos Caninos).

Garcia-Resua C, Gonzalez-Meijome JM, Gilino J, Yebra-Pimentel E (2006). Precisão do novo tonómetro de ressalto Icare versus outros tonómetros portáteis em cães saudáveis. Optom Vis Sci 83 (2) 102-107.

Gelatt K.N, (2005). Neoplasia do olho e estruturas associadas, emergências oftálmicas. In: ophthalmology mercks manual, nona edição pp 394 -405

Gelatt KN, Mackay EO (1998). Distribuição da pressão intraocular em cães. Vet. Opthalmol 1 (2) 109-114.

Gelatt, K.N., (2000). Essentials of Veterinary Ophthalmology. Lippincott Williams and Wilkins, Filadélfia, Baltimore. (primeira edição revista)

Gelatt, K.N., (2013). Veterinary Ophthalmology. Lippincott Williams e Wilkins, Filadélfia, Baltimore. (quinta edição)

Gelatt, K.N., (2014). Fundamentos da Oftalmologia Veterinária. Lippincott Williams e Wilkins,

Filadélfia, Baltimore. (terceira edição)

George Krucik, e Colleen M. Story. (2012) Tonometry. http://www.medical-dictionary.thefreedictionary.com

Gonzalez-Meyome JM, Jorge J, Queros A, Fermandes P, Montes-Mico R, Almeida JB, Parafita MA. Diferenças de idade na pressão intraocular central e periférica utilizando um tonómetro de ressalto. Brit. J. Ophthalmol. (12) 1495-1500.

Greger Larson, Elinor K. Karlsson, Angela Perri, Matthew T. Webster, Simon Y.W. Ho, Joris Peters, Peter W. Stahl, Philip J. Piper, Frode Lingaas, Merete Fredholm, Kenine E. Comstock, Jaime F. Modiano, Claude Schelling, Alexander I. Agoulnik, Peter A. Leegwater, Keith Dobney, Jean- Denis Vignes, Carles Vilat, Leif Anderssond, e Kerstin Lindblad-Toh; Editado por Joachim Burger. (2012). Repensando a domesticação de cães através da integração de genética, arqueologia e biogeografia. vol. 109 no. 23 > Greger Larson, 8878-8883, doi: 10.1073.

Hendrix V. H. Diane (2013). Doenças e cirurgia da conjuntiva canina e da membrana nictitante. In: Gelatt, K.N., (2013). Oftalmologia veterinária. Lippincott Williams e Wilkins, Filadélfia, Baltimore. (quinta edição)

Horton C. Jonathan, (2005) 16th edition harrison's principles of internal medicine ch25, pp162.

Hulbert .R Jim e Jeanne R. Mortenson. Combatendo doenças oculares e preservando a visão dos terriers. (recuperado em 2013).

Jantzen JP (1998). Anestesia e pressão intraocular. Anaesthetist 37 (8) 458-469.

Kalaiselvan A, Pawde A.M, Kinjavdekar P,Amarpal H, Aithal P e Gupta O.P (2009). Ocorrência de afecções oculares em animais domésticos. Indian J. Anim Sci. 79 (10) 1020-1021.

Kanngiesser, H.E., C. Kniestedt, e Y.C. Robert,(2005) Dynamic contour tonometry: apresentação de um novo tonómetro. J Glaucoma. 14(5): p. 344-50.

Klein, H.E.,(2011) Efeito da manipulação das pálpebras e da compressão jugular manual na medição da pressão intraocular em cães. J Am Vet Med Assoc,. 238(10): p. 1292-5.

Knollinger, A.M.,(2005) Avaliação de um tonómetro de ressalto para medir a pressão intraocular em cães e cavalos. J Am Vet Med Assoc,. 227(2): p. 244-8.

Kontiola, A.I.,(2000) Um novo método de impacto baseado na indução para medir a pressão intraocular. Ata Ophthalmol Scand,. 78(2): p. 142-5.

Ledbetter C. Eric e Gilger C. Brian (2013) Doenças e Cirurgia da Córnea e Esclera Caninas. In: Veterinary Ophthalmology. Lippincott Williams e Wilkins, Filadélfia, Baltimore. (quinta edição)

Lorimer Dan, Ray Morreale, Harriet Davidson, Gwen Sila, Cassandra Bliss.(2010).ups and downs of intraocular pressure. www.michvet.com (recuperado em 2013)

Lotfia S. Fahmy, A.A Hegazy, M.A. Abdelhamid, M.E. Hatem e A.A.Shaman (2003). Estudos de afecções oculares em camelos no Egito. Estudos clínicos e bacteriológicos. Revista Científica da Universidade Rei Faisal, Vol 4, N.º 2 pp 1424.

Maggs J. David (2004), Complete ophthalmic examination, Ophthalmology lecture notes.

Maggs J. David, (2009) Kirk's current veterinary therapy xiv ch248, pp 1140.

Mark, H.H., Armand Imbert, Adolf Fick e a sua lei da tonometria. Olho, 2012. 26(1): p. 13-16.

McLellan J. Gillian, (recuperado em 2014) Tonometry. Oftalmologia Comparada. Universidade de Wisconsin-Madison

McLellan, G.J., J.P. Kemmerling, e J.A. Kiland, (2012) Validação do tonómetro de ressalto TonoVet em gatos normais e glaucomatosos. Vet Ophthalmol,.

Mosbah E. (2008). Tratamento cirúrgico de algumas afecções oculares em animais domésticos. SCVMI XIII (2), pp 601-604

Pauli, A.M.,(2006) Effects of the application of neck pressure by a collar or harness on intraocular pressure in dogs. J Am Anim Hosp Assoc,. 42(3): p. 207-11.

Plummer E. Caryn , Alain Regnier, e Kirk N. Gelatt (2013) Os Glaucomas Caninos. In: Veterinary Ophthalmology. Lippincott Williams e Wilkins, Filadélfia, Baltimore. (quinta edição)

Pratap ,. Amarpal A.H, Hoque M, Kinjavdekar P, Pawde A.M (2005). Levantamento de doenças oculares em animais domésticos. Indian J. Anim. Sci 75 (1) 33-34.

Qureshi Imran Ahmad (1995). Age and Intraocular Pressure: How are they correlated? JPMA 45, 150-152.

Randy Kidd (2004) Estrutura do olho canino. Artigo de jornal sobre cães inteiros.

Rasmussen, G. S. A. (abril de 1999). Predação de gado pelo cão de caça pintado Lycaon pictus numa região de criação de gado do Zimbabué: um estudo de caso. Biological Conservation 88 (1): 133-139. doi:10.1016.

Raymond J. Morreale (2010). Técnicas de exame oftalmológico. Michigan veterinary Specialists. Capítulo 2

Sale M., JhalaShivaj, Parikh P.V., Patil D.B., Joy N., Ranpariya J.J (2013).Incidência de infecções oftálmicas em cães (2004-2013). Revista indiana de cirurgia veterinária. Vol. 34, edição 1: pp 61-62.

Salvetat, M.L., et al., (2011), Comparação entre o tonómetro iCare e a tonometria de aplanação de Goldmann em córneas normais e em olhos com ceratoplastia lamelar e penetrante automatizada. Eye. 25(5): p. 642- 650.

Slatter, D. (1990) Fundamentals of Veterinary Ophthalmology II edn, W.B. Saunders. Philadelphia.

Slatter, D. (1993). Textbook of Small Animal Surgery, (2ª ed). W.B. Saunders, Filadélfia.

Stewart Duke-Elder (1962) The physiology of the eye & of vision. Volume IV. St.Louis: The C. V. Mosby Co.; 186-190, 197, 280, 295, 334.

Tamilmahan P, Zama M.M.S, Pathak R,Muneeswaran N.S, e Karthik R (2013). Um estudo retrospetivo da ocorrência ocular em animais domésticos: 799 casos, Vet world 6(5): pp 274-276.

Tyagi S.P (2009). Estudos sobre a incidência, diagnóstico e tratamento de afecções oculares em cães. Indian J. Vet.Surg 30(1) 26.

Welch M. Patrick, (2007) Keys to a successful ophthalmic exam (Chaves para um exame oftalmológico bem sucedido). Banfield

Whelan Nick (2005). Farmacoterapêutica Sistémica dos Olhos. In: Ophthalmology Mercks Manual, Nona Edição pp 394 -405

Wikipédia, consultado em setembro de 2014.

WikiVet, consultado em setembro de 2014.

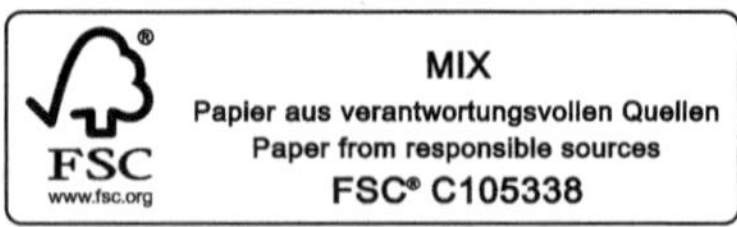

Printed by Books on Demand GmbH, Norderstedt / Germany